Docteur H. SULBLÉ

QUELQUES
CHARLATANS CÉLÈBRES
au XVIIᵉ siècle

Ouvrage orné de 10 Planches hors texte

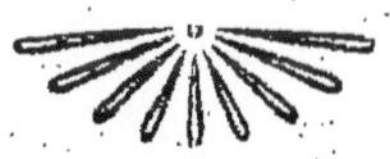

TOULOUSE
LIBRAIRIE MARQUESTE
E.-H. GUITARD, Libraire-Editeur
7, Rue Ozenne, 7

1922

QUELQUES CHARLATANS CÉLÈBRES

AU XVIIme SIÈCLE

Docteur H. SULBLÉ

Pharmacien de 1re Classe

Docteur de l'Université de Montpellier

(Mention Pharmacie

QUELQUES

CHARLATANS CÉLÈBRES

au XVIIe siècle

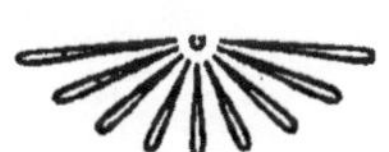

TOULOUSE

LIBRAIRIE MARQUESTE

E.-H. GUITARD, Libraire-Editeur

1922

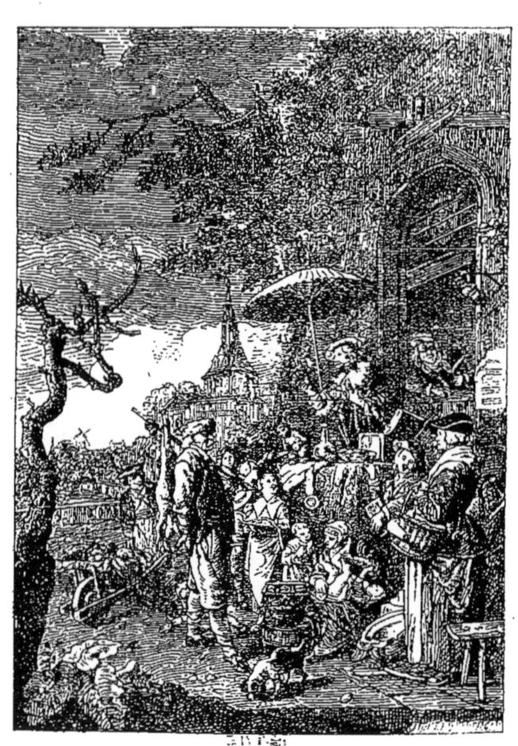

LE CHARLATAN

Tableau de Gérard Dow (1652).

(Musée de Munich).

INTRODUCTION

L'empirisme, considéré comme médecine de l'expérience, a eu ses défenseurs et non des moindres. Le Dr Trousseau déclarait, dans un discours prononcé en 1862 à l'Association Polytechnique, que sans l'empirisme la médecine proprement dite n'existerait pas; il ajoutait qu'elle n'avait été formée que par lui, les premiers soins ayant été inspirés par l'instinct. On avait la fièvre : on buvait de l'eau; un simple hasard ne fit découvrir que plus tard une écorce amère ayant des qualités fébrifuges. Selon Trousseau, il en était de même pour bien des médications : le fer contre l'anémie, le soufre dans les maladies de peau, l'iode pour combattre le goitre (1).

S'il est vrai que quelques remèdes comme le quinquina et le kermès furent introduits dans la thérapeutique par des empiriques, Talbot et Glauber, on ne saurait pousser plus loin cette thèse évidemment para-

---

(1) Docteur Cabanès, *Quelques remèdes secrets,* pp. 433-434.

doxale et qui dépasserait peut-être le but que se proposait l'illustre médecin lui-même. Longues et savantes recherches, documents scientifiques, progrès introduits dans l'art de guérir au cours des dix-neuvième et vingtième siècles, est-ce là tout ce qui peut être comparé au simple hasard, au résultat d'une longue expérience ?

Malgré les plus éloquentes plaidoiries, le mot *empirisme* restera longtemps entaché à l'égal de celui d'ignorance, puisque tous ses représentants ne furent et ne sont encore que des candidats malheureux ou des aventuriers sans vergogne, incapables d'exercer un art pour lequel on ne saurait trop exiger d'études et d'examens.

La définition donnée par un empirique, célèbre lui-même, au dix-septième siècle, est certainement beaucoup plus rationnelle : « Cette médecine, dit-il, est pratiquée par des particuliers dont l'étude n'a pas été assez réglée pour parvenir aux degrés et qui se fonde principalement sur les épreuves de quelques réceptes médicales (1) ». Voilà de la sincérité, pas très méritoire du reste, car l'auteur n'a garde de se mêler à cette catégorie de guérisseurs; il connaît trop le discrédit jeté sur eux par tous les médecins contemporains qui ne craignent pas de les traiter d'ignorants fieffés et d'écrire que leur donner le nom d'*empiriques* est leur faire encore beaucoup trop d'honneur, car « ces fourbes et ces imposteurs ne méritent que celui de *charlatans* (2) ».

L'origine du mot *charlatan* a été assez discutée. Comme la plupart des médecins et empiriques du seizième et du dix-septième siècles étaient originaires de l'Italie, on croyait à cette époque que leur nom déri-

---

(1) N. de Blégny, *Livre commode des adresses pour 1692*, p. 156.
(2) Bernier, *Essais de médecine*, p. 412.

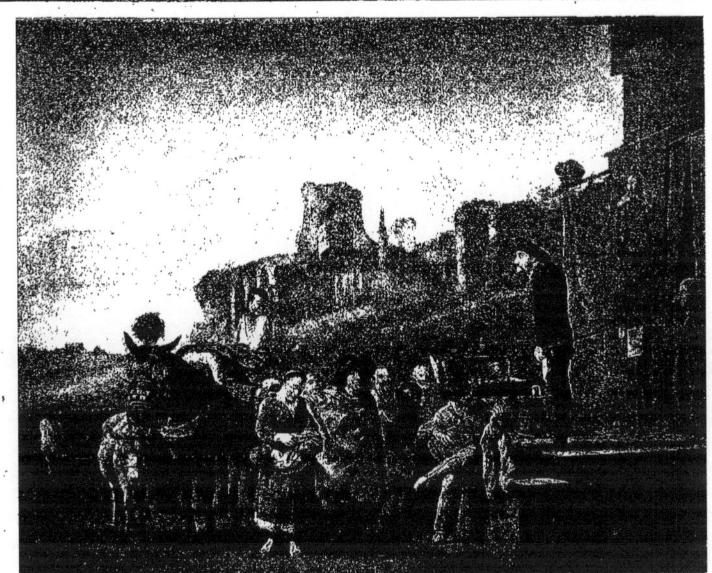

LES CHARLATANS ITALIENS
Tableau de Kail Dujardin (1657).

(Musée du Louvre).

vait de l'italien *ceretani* et de celui d'une ville située dans l'Ombrie, entre Spolette et Nursie, « Cereto ». D'après certains auteurs, les premiers habitants de cette ville auraient été des Français chassés de leur pays ; ces émigrés, s'étant réfugiés de l'autre côté des Alpes et ayant obtenu du pape la permission d'occuper ce pays, s'y seraient établis, en cherchant leurs moyens de subsistance dans la mendicité et aussi dans leur savoir-faire (1).

Mais comme les charlatans parcouraient certainement le monde bien avant que la ville de Cereto ne fût bâtie, il est beaucoup plus probable que ce mot vient du terme italien *ciarlare*, dérivé du latin *circulare*, qui signifie, dit l'abbé Ménage dans ses *Origines des mots latins*, non seulement « tourner alentour », mais aussi la même chose que *decipere*, *tromper* et *fourber* (2). Il semble, en effet, que les charlatans se soient fait un métier de courir le monde, attirant les peuples par leurs jongleries, leurs prédications, et les sauts et les tours qu'ils faisaient sur les bancs et les petits théâtres qu'ils installaient sur les places publiques. C'est de là que sont venus les mots *chiromantes* et *saltimbanques*. Ils ajoutèrent bientôt à leurs talents le débit de poudres aromatiques, de remèdes, de secrets et de curiosités, jusqu'au jour où le charlatanisme devint un art avec « ses parties intégrantes : mascarade, banc, mensonge, railleries, boules et boulettes, poudres et muscadins, tours de passe-passe, cartes et goubelets (3) ».

De tous temps et en tous lieux, les médecins réguliè-

____

(1) BERNIER, *op. cit.*, p. 411.

(2) On disait jusqu'au XVIIᵉ siècle : *ciarlatan* et non *charlatan.*

(3) BERNIER, *Essais de médecine*, p. 411.

rement gradués ont eu à lutter contre une foule de pseudo-guérisseurs, et si nos pères raffolaient de boniments et se laissaient duper par des charlatans de tous genres, avec une inlassable patience, ils tenaient cette faiblesse de leurs ancêtres, car ce penchant de la nature humaine est aussi vieux que le monde. Il y aurait une curieuse étude psychologique à faire sur cette disposition de l'homme à la crédulité. Cette croyance est sans limites quand il s'agit de contenter notre instinct de conservation. L'homme demandant à la médecine de soulager ses maux est souvent déçu par l'impuissance des traitements les plus savants. Séduit au contraire par les promesses du charlatanisme qui ne connaît pas de maladies incurables, il se laisse convaincre par les pires invraisemblances, faisant table rase des lois de la raison et du simple bon sens pour entrer sans restriction dans le domaine de l'absurde et de l'impossible.

> L'homme est de glace aux vérités,
> Il est de feu pour le mensonge (1).

*
* *

Un curieux écrit du dix-septième siècle, *Le Charlatan découvert,* imprimé à Toulouse en 1687, prétend situer le premier charlatan au paradis terrestre sous la figure du serpent qui tenta Adam et Ève trouvant dans cet ancêtre tous les traits de ressemblance reproduits dans sa descendance : son déguisement qui cache sa personnalité vraie, sa posture sur l'arbre de science imitée par les charlatans qui montent sur un tréteau pour débiter un boniment, enfin et surtout ses discours pro-

____

(1) Docteur GRILLE, d'Angers, *in* DECHAMBRE : *Dictionnaire des Sciences médicales,* 1re série, t. XV, p. 460.

metteurs de tous les biens et de l'éternité sous condition de manger une pomme, tout comme « ces pommes de senteur dont les charlatans amusent les femmes et les simples ».

Sans remonter aussi haut et avec plus de vraisemblance, on peut affirmer que le charlatan laisse des traces dans toute l'histoire médicale des peuples.

Dans l'antiquité, les médecins n'étaient pas les seuls à s'occuper de « pharmaceutique ». Les patriarches, prophètes, princes, rois étaient versés eux-mêmes dans cette science. Sous Abraham et Jacob « circulaient des marchands israélites, véritables apothicaires ambulants, qui interrogeaient les malades sur ce qu'ils éprouvaient et leur vendaient des aromates, de la gomme, de l'ambre, du baume et de la myrrhe (1) ».

Hippocrate se plaint déjà de cette plaie de la médecine et nous dépeint « ces gens qui faisaient la médecine sans raison, sans expérience et sans probité ».

Le géographe Strabon parle des charlatans des Gaulois : c'étaient des hommes qui vivaient en commun, à la manière des bohémiens; ils étaient accompagnés toujours d'un âne nommé *La Fortune* et faisaient mille tours de jonglerie. On les appelait *Agyrtes* parce qu'ils assemblaient le peuple autour d'eux, ils demandaient l'aumône et promenaient une idole de Cybèle au son des tambours (2).

Un poète du treizième siècle, Rutebeuf, s'amuse à mettre en vers un boniment charlatanesque, ce qui prouve combien le moyen âge était infesté de cette plaie.

Loin de trouver chez les princes et les seigneurs des

____

(1) A. PHILIPPE, *Histoire des Apothicaires*, pp. 20-21.

(2) BERNIER, *op. cit.*, p. 410.

obstacles à leur commerce, les charlatans furent toujours protégés par eux, et les rois eux-mêmes peu soucieux de soutenir les facultés, dont ils étaient pourtant les créateurs ont entretenu, payé, récompensé magnifiquement les bateleurs les plus effrontés, les porteurs de recettes les plus excentriques, les vendeurs d'orviétan, qui trouvaient toujours à la Cour et près des grands le crédit que le peuple ne leur accordait pas tout d'abord.

En 1281, le doyen Jean de Chérolles déclare « qu'ils font le plus grand tort aux habitants, qu'ils déshonorent la médecine et les médecins ». En 1292, il existait à Paris trente-huit personnes, tant hommes que femmes (mires et mirgesses) exerçant illégalement la médecine sans avoir fait d'études.

En 1332, la Faculté connaissait vingt-cinq de ces individus et elle commençait contre eux et leurs pareils une guerre acharnée au cours de laquelle elle n'eut pas toujours le dessus (1).

Henri de Mondonville, chirurgien de Philippe le Bel, s'élève avec énergie contre « les bateleurs, les sorciers, les devins, les alchimistes, les courtisans, les vieilles femmes, les Juifs convertis, les Sarrasins, qui, ayant mangé tous leurs biens, couvrent du manteau de la médecine leur misère et leur fourberie (2) ».

Guy de Chauliac, médecin fameux de Montpellier en 1363, se plaint de la faiblesse des gouvernements qui laissent l'exercice de l'art aux mains des gendarmes, ou chevaliers teutoniques et autres suivant la guerre « lesquels avec conjurations et breuvages, huiles, laine et feuilles de choux pensent toutes les playes, se fon-

------

(1) Dechambre, *Dictionnaire des Sciences médicales*, p. 463.

(2) Franklin, *Les Médecins*, p. 16.

dant sur cela que Dieu a mis sa vertu aux paroles, aux herbes et aux pierres », et ainsi aux femmes et aux idiots qui remettent les malades de toutes les maladies se fondant sur cela : « Le Seigneur me l'a donné ainsi qu'il luy a pleu, le Seigneur me l'ostera quand il luy plaira, le nom du Seigneur soit béni. *Amen* (1) ».

Cependant, de loin en loin, les rois et les empereurs essayaient d'enrayer les progrès du charlatanisme par des arrêts et des lois défendant l'exercice de la médecine à quiconque ne serait approuvé des médecins et des Facultés (2). L'exercice de la médecine et de la chi-

----

(1) La *Grande Chirurgie* de Guy de Chauliac, médecin très fameux de l'Université de Montpellier, composée l'an de grâce mil trois cent soixante et trois. Restituée par M. Laurent Joubert, médecin ordinaire du Roy et du Roy de Navarre, Iᵉʳ docteur régent stipendié, chancelier et juge de la dite Université, 1649, pp. 11-12.

(2) Sur l'art de guérir dans l'ancienne législation, voir : ord. de Philippe VI, 22 mai 1336; ord. de Jean II, août 1353; ord. de Charles VI, 2 août 1390; arrêts du Parlement : 2 mars 1535, 3 août 1536; ord. de François II, novembre 1560; arrêt du Parlement, 1ᵉʳ août 1566; ord. de Charles IX, mars 1567; ord. de Henri III, 1579; arrêt du Parlement, 12 septembre 1598, etc.

« L'empereur Charles V veut dans son ordonnance de l'an 1532 qu'on punisse ceux qui professent la médecine, sans avoir employé à l'étude le temps porté par ses déclarations. L'empereur Frédéric II avait défendu dès l'an 1237 sous de graves peines que personne ne s'ingérât de pratiquer la médecine dans ses Etats s'il n'avait étudié trois ans de philosophie, et s'il n'avoit ensuite été examiné par des médecins sçavans et expérimentez. Jean, roy de France, rendit l'an 1352 une ordonnance contre les femmes, les apothicaires, les herboristes et les écoliers qui faisoient la médecine, défendant même aux apothicaires de donner aucun remède sans ordonnance du médecin. Le roy Charles VI en rendit une autre contre les chirurgiens et autres gens qui promettaient des cures au-dessus de leur capacité. Sur quoy il ne faut pas oublier que deux Augustins s'étant présentés pour la cure de sa maladie, après avoir reçu bien de l'argent, ils le mirent en si grand péril de sa vie, qu'ils furent condamnez après avoir été dégradez à être décapitez aux Halles de Paris, puis écartelez et leurs corps pendus au gibet, et leurs têtes mises sur des *demies-lances*. Il y a des arrêts du 9 mars 1535-1536 et 1566, deffendans à toutes sortes de personnes d'exercer la médecine sans avoir subi l'examen et avoir pris le bonnet de docteur. L'ordonnance de Blois, art. 87, est

rurgie ne fournissant pas aux charlatans des ressources suffisantes, ils y joignaient toujours la vente des médiments. Le Pont-Neuf fut, pendant tout le moyen âge et jusqu'au dix-huitième siècle, le théâtre de ce négoce illicite. C'est là que s'étalait une table couverte d'un tapis bariolé, autour de laquelle la foule s'assemblait, attirée par les boniments, les tours savants, les hâbleries, à la faveur desquels le charlatan débitait pour quelques sous tournois de véritables médicaments, sous la forme de baumes, d'onguents, d'opiats et d'huiles (1).

formelle. Un nommé Melun, soy disant médecin, est arrêté le 17 mars 1579 pour être examiné par la Faculté de Paris et est renvoyé pour son ignorance. L'an 1598, sur la remontrance du Procureur général en conséquence du réglement de l'an 1536, le Parlement fait défenses à tous empiriques de pratiquer la médecine comme avait fait l'ordonnance de Blois ». (BERNIER, *op. cit.*, pp. 439-440.)

> (1) « Vous, rendez-vous des charlatans,
> Des filous, des passe-volants,
> Pont-Neuf, ordinaire théâtre
> Des vendeurs d'onguents et d'emplâtres,
> Séjour des arracheurs de dents,
> Des fripons, libraires, pédans.
> Des chanteurs de chansons nouvelles,
> De coupe-bourses, d'argotiers,
> De maistres de sales métiers,
> D'opérateurs et de chimiques,
> Et de médecins spagyriques,
> De fins joueurs de gobelets,
> De ceux qui vendent des poulets.
>
> « J'ay Monsieur, de forts bons remèdes,
> Vous dit l'un (jamais Dieu ne m'ayde)
> Pour ce mal là que vous savez,
> Croyez moi, Monsieur vous pouvez
> Vous en servir sans tenir chambre,
> Voyez, il sent le musc et l'ambre
> C'est du mercure préparé,
> Et jamais Ambroise Paré
> Ne baille remède semblable ».

(*Paris burlesque*, 1652 : Les filouteries du Pont-Neuf, édit. Delahays, p. 92).

Tabarin, qui exerça ce fructueux métier au seizième siècle, est resté le type par excellence de cette espèce de bateleurs : sa verve étourdissante et ses bouffonneries l'avaient rendu célèbre, beaucoup plus que ses baumes souverains contre la migraine et le vertige ou son opiat contre les maux de dents (1).

Tabarin et ses pareils constituaient une secte de charlatans (2), probablement les moins dangereux pour la santé publique, car il semble que leur commerce, qui s'exerçait pour ainsi dire au grand jour, comporte difficilement une partie vraiment secrète : le Pont-Neuf ou la place Dauphine étaient des endroits peu appropriés aux consultations clandestines et à la vente de drogues suspectes.

Beaucoup plus redoutables à la médecine et aux malades étaient ceux que Sonnet de Courval appelle les « alchimistes, spagyriques, iatromages, distillateurs d'or potable, maîtres de l'élixir du grand œuvre, paracelsistes ».

Cette dernière épithète, que l'on retrouve si fréquemment dans toutes les satyres écrites contre les charlatans, s'explique par l'étalage qu'ils faisaient des théories du fameux médecin du seizième siècle, Paracelse. Celui-ci avait été le chef d'une école qui introduisit en thérapeutique les remèdes minéraux, alors que l'on ne

---

(1) « Que si l'on a des dents gâtées,
Faut les pommades fréquentées
L'opiatte, le romarin,
Que l'on trouve chez Tabarin ».

(2) On les appelait aussi *thériacleurs* ou *marchands d'orviétan*, car la thériaque et l'orviétan faisaient toujours partie de l'étalage qu'ils transportaient de ville en ville, de bourgade en bourgade « aux marchés les plus signalez, aux foires les plus célèbres ». (SONNET de COURVAL, *Satyre contre les charlatans*, pp. 81-82.)

connaissait encore en pharmacie que les substances empruntées aux végétaux. Ce fut le point de départ de la médecine chimique et spagyrique (1). Paracelse, — dont les travaux ont rendu de si grands services à l'art de guérir en créant la théorie moderne des spécifiques, puisqu'il soutint le premier qu'il existait un remède pour chaque maladie, — fut traité de charlatan par ses contemporains à cause de sa croyance aux vertus de la magie et de l'alchimie.

En effet, il n'excluait pas le surnaturel de la science médicale et demandait des recettes aux barbiers, bonnes femmes, magiciens, astrologues, comme aux médecins les plus savants.

Il méprisait l'étude de l'anatomie humaine, la croyant inutile à la connaissance des corps ; son système faisait tout dériver de la divinité. Pour lui, l'homme est un composé de sel, de soufre et de mercure, aux mêmes titres que les autres corps de la nature qui renferment ces éléments, mais à un état grossier, matériel. Dès que ce composé est altéré, il y a maladie, et celle-ci ne peut être combattue qu'au moyen d'un procédé chimique combiné avec l'influence des astres. Il expliquait l'action des médicaments en admettant l'existence de l'*archée,* être imaginaire qui remplaçait la nature en médecine et les instruments tranchants en chirurgie ; il admettait les propriétés occultes, les *arcanes,* et croyait à la guérison spontanée par la seule introduction d'un baume naturel ou *mumie* que renferme le corps (2).

---

(1) Dès le règne de Henri IV, elle fut représentée à la cour par la charge de médecin spagyrique du roi, charge qui eut des titulaires presque sans interruption sous Louis XIV (FRANKLIN, *Les médicaments*, p. 36.

(2) Les travaux de Paracelse lui valurent la réprobation des écoles et des facultés. Il n'en reste pas moins un novateur ; c'est lui qui jeta

Les doctrines de Paracelse firent de nombreux adeptes ; ses disciples poussèrent leur admiration jusqu'au fanatisme 'et lui attribuaient même le secret de prolonger la vie humaine (1).

De ce curieux mélange de science vraie et de superstition, les charlatans ne retinrent qu'un trait : Paracelse brûla, en 1527, les livres de médecine de son temps, déclarant qu'il n'y avait d'utile que les formules des sorcières (2). Quel appui n'allaient-ils pas trouver dans cet exemple du plus célèbre médecin de la Renaissance ? S'emparant de ses théories dont ils firent leur seul bagage, ils les exploitèrent avec une audace qui n'eût d'égale que la naïveté des croyances dont les hommes étaient alors dominés, car, si les sentiments religieux atteignirent au seizième et au dix-septième siècles leur plus grand éclat, la sorcellerie et les pratiques diaboliques, la magie noire ou blanche étaient acceptées non seulement par le peuple, mais aussi par les cerveaux les plus puissants, puisque Bossuet lui-même croyait fermement aux maléfices des sorciers et surtout des sorcières.

Les sorcières, d'ailleurs, joignaient toutes à leurs sor-

---

la défaveur sur la polypharmacie et qui fit connaître le premier que certains poisons donnés à dose modérée peuvent devenir des médicaments précieux. Il mourut en 1541. (D'après DECHAMBRE, *op. cit.*, t. XX, pp. 503-507.)

(1) Le plus célèbre est *Croll* ou *Crollius*, né en 1580, mort en 1609. Chimiste supérieur à ceux de son temps, il eût fait faire des progrès à la science, s'il n'eût exagéré encore les théories de Paracelse. Il a décrit le chlorure d'argent auquel il donna le nom de *lune cornée;* il connaissait l'or fulminant; c'est lui qui vulgarisa l'usage du chlorate de potasse, de l'acide succinique, de l'éther sulfurique, de l'acide chlorydrique, du safran de mars, du sulfate de zinc qui resta longtemps le vomitif en vogue, de l'antimoine diaphorétique, des composés mercuriels. (D'après DECHAMBRE, *op. cit.*, 1ʳᵉ série, t. XIII, p. 401.)

(2) FUNCK-BRENTANO, *Le drame des poisons*, p. 104.

tilèges la pratique de la médecine et de la pharmacie. Elles avaient des drogues avec des fioles innombrables, remèdes de bonne femme dont l'expérience avait fait connaître l'efficacité et dont la préparation s'était perfectionnée avec l'âge. Elles avaient des calmants pour les douleurs, des baumes bienfaisants pour les blessures et soignaient les maladies nerveuses par la suggestion. « Le plus souvent, la sorcière était sage-femme ; mais de même que, dans ce monde étrange, sous la droguiste se cachait l'empoisonneuse, que l'alchimiste était doublé du faux monnayeur, derrière la sage-femme apparaissait la faiseuse d'anges (1) ».

A côté des sorcières et des magiciens, les alchimistes cherchaient la pierre philosophale dont le contact devait convertir les métaux en or et le moyen de liquéfier l'or à froid pour obtenir une panacée universelle dont l'usage aurait restitué la santé, la force, donner l'embonpoint aux vieillards, ôter les pâles couleurs aux jeunes filles, guérir la peste et toutes les maladies. Comment la charlatanerie ne se serait-elle développée dans une société si bien préparée à accepter les plus folles superstitions ?

Dès la fin du seizième siècle, une véritable nuée de charlatans commettent les pires méfaits : les coureurs, les ambulants parcourent la France et répandent dans tout le pays le contenu de la petite boîte qui fait tout leur bagage. Les alchimistes prétendent faire jaillir de leur fourneau les flammes de vie et l'or miraculeux ; les magiciens usent de billets, charmes et incantations pour attirer le peuple qui leur croit tout pouvoir pour guérir les maladies.

____

(1) Funck-Brentano, *Le drame des poisons*, p. 105.

CHAPITRE PREMIER

Physionomie du Charlatanisme au XVIIᵉ siècle. — A Paris et dans les Provinces. — Diverses espèces de Charlatans. — Les procédés charlatanesques. — La répression.

Dès le début du dix-septième siècle, en 1610, la Faculté s'émeut des ravages causés par le charlatanisme et un médecin célèbre, Sonnet de Courval, fait paraître une satire en prose mêlée de quelques vers, qui donne le plus curieux tableau que l'on puisse trouver de l'empirisme à cette époque et aussi un exemple de la violence des attaques avec lesquelles les médecins essayaient d'arrêter les progrès de leurs ennemis.

Voici le titre de ce curieux *in-octavo* :

Satyre contre les Charlatans
et pseudo médecins Empyriques,

En laquelle sont amplement descouvertes les ruses et tromperies de tous thériacleurs, alchimistes, chimistes, paracelsistes, distillateurs, fondeurs d'or potable, maistres de l'élixir, et telle pernicieuse engeance d'imposteurs;

En laquelle d'ailleurs sont réfutées les erreurs, abus et impietez des Iatromages, ou médecins magiciens qui usent de charmes,

billets, parolles, charactères, invocations de démons et autres détes-
tables et diaboliques remèdes; en la cure des maladies.
Par Mr. Thomas Sonnet, sieur de Courval, Docteur en Méde-
cine, Gentilhomme Virois.
Paris, chez Jean Milot, devant St Barthélemy, aux Trois Cou-
ronnes, et en sa boutique sur les degrez de la Grand'salle du
Palais.
M. D. C. X., avec privilège du Roy.

La virulente satire de Sonnet de Courval va nous présenter mieux que nous ne saurions le faire nous-même
les personnages qui font l'objet de la présente étude;
qu'on nous permette d'en citer textuellement les pas-
sages essentiels :

Nous voyons la médecine tellement profanée, contemnée et
foulée aux pieds par un tas de pseudo-empyriques, ignorans,
empoisonneurs, imposteurs, charlatans, spagyriques, alchimistes, paracelsistes et Iatromages, gens de mauvaise vie et de
conscience cauthérisée, qui se vantent impudemment d'avoir
l'encyclopédie de toutes sciences et comme nouveaux esculapes
descendus du ciel, promettent effrontément la guérison de toutes
maladies, serons-nous si poltrons, eunuques de courage et estro-
piez de sens commun, et apostats à tout debvoir que de les
endurer ? Aurons-nous les veines remplies d'un sang si ingrat et
négligent que de voir le feu alumé par la France de tant de
meurtres perpétrés et commis par ces bourreaux d'empyriques;
avec leurs drogues pestiférées et empoisonnées sans crier au feu,
et apporter l'eau de cette Satyre pour tascher de l'esteindre. Ver-
rons-nous à yeux de cire et à bras croizés, en fainéans, le vaisseau commun de la Patrie, où nous sommes embarquez en
danger de faire naufrage, agité et borasqué des autans pestileux
et tourbillons orageux de ces imposteurs charlatans sans pousser
à la rame, et tirer au cordage pour tascher de le délivrer d'un si
prochain danger ? Aurons-nous le cœur si lâche et l'âme si
ravallée, de permettre ces régiments et ces escadrons d'empyriques, piller et ravager nos biens, s'engraisser de nos cacochi-
myes et indispositions, se refaire de nos afflictions et maladies,
bastir leur fortune sur les ruines de notre corps, de tremper le
ciment de leurs advancements aux despens de notre sang, et
moissonner nos corps par la faulx de leurs drogues empoisonnées, sans arrêter le cours de leurs pernicieux desseins, gour-
metter leur témérité, mettre en cage leur impudence, et les

réduire à si petit pied qu'ils n'ayent moyen de s'élargir plus loin
que la longueur de leur longe. Et pour advertir le peuple qu'il
ait à se donner de garde de tomber dentre les mains de tels bourreaux, estaffiers de la mort, corratiers de cymetières, imposteurs,
joueurs de passe-passe, maistres gonnins, fins à dorer, dont les
discours ne sont que miel, et les effects rien que poison, n'estant
moins dangereux de s'endormir à l'ombre de leurs paroles qu'à
l'ombre de l'if, le plus pestiféré de tous les arbres. Ce sont vrayes
sirènes, dont la charmeuse voix engourdit et ensorcele la pru-
dence des plus accorts : des Circés qui par le breuvage de leurs
paroles emmiellées, troublent et métamorphosent tellement les
jugements des plus beaux et des plus délicats esprits qu'ils ne
peuvent recognoistre les précipices et misères où ils sont prests
de tomber. (Pages 51, 52, 53, 54, 55). . . . .

Ces empyriques peuvent estre appelés plutôt empoisonneurs
que médecins. Car ce ne sont qu'asnes qui ne sçavent rien du
tout, esprits grossiers en matière de doctrine, et subtils à tromper, cerveaux maltymhez, entendemens desmontez, tous étourdis
de la fumée de leur fourneau, gens en un mot qui n'ont pour fondement que l'ignorance, pour préceptes que l'effronterie, pour
règles que la vantance, pour théorèmes que la tromperie, et pour
but final qu'un désir singulier de tirer subtilement l'élixir de
nos bourses si qu'avec l'électuaire et recepte composée de trois
livres d'impudence et d'effronterie de la plus fine qui croisse en
un rocher qui s'appelle front d'érain, deux livres de vantance et
vaine ostentation, une livre de belles promesses assaisonnées de
mensonge, trois livres et demie de tromperie, quatre onces de
bône mire cuite au jus de douces paroles : et la décoction passée
et coulée par l'estamine de large conscience, ils vous promettront
et assureront avec cette recette et composition charlatanesque et
empyrique, de guérir effrontément toutes sortes de maladies
quelques incurables qu'elles puissent être.

> Effrontez ignorans qui n'ont rien de solide,
> Leur esprit prent l'essor, où leur langue les guide,
> Ilz se vantent partout d'un langage effronté
> De donner promptement aux malades santé.
>
> (P. 87, 88, 89.)

Nous voyons quelquefois des basteleurs et ignorans bouffons
guarir par hasard des maladies fort estranges, voire en despit
d'eux et s'en est trouvé qui en voulant donner du poison ou de se
mocquer de quelqu'un, l'a parfaitement guary. Mais il ne s'ensuit
pas pourtant que l'on doive lacher bride et donner licence à

toute personne d'en faire de mesme, d'autant que s'il ne tenoit à faire recherche d'abondance de secrets et diversité de remèdes, pour se glorifier, et vanter d'estre maistre en l'art de la médecine. et en savoir plus que les autres, nos livres et les Crocz de nos apothicaires en sont tous plains ; et ne sçauroit-on proposer ou imaginer aucune méthode ou façon de guarir tant ordinaire qu'extraordinaire, que les médecins rationnels n'entendent trop mieux que les ignorants empyriques, et ne sachent les forces qualités et facultés des médicamens et la dextérité d'en user et s'en servir bien à propos, et ne puissent cotter et marquer les lieux des Autheurs desquels on les aura prins et la source d'où on les aura puisez ; et pourray bien assurer sans vantance, qu'il n'y a médicament chimique, minéral, quintessence, extraction, distillation, calcination, cementation, dissolution, rectification, et autres secrets de la cabale charlatanesque, que les médecins rationnels ne sachent mille fois mieux, que les susdicts empyriques, mais il ne faut point trouver étrange qu'ils ne s'en veulent pas toujours servir et en user en tous évènemens et occurences à la cure des maladies comme font les charlatans, d'autant qu'ils n'ont point l'âme si téméraire ». (P. 169, 170, 171.)

Le satire du Sonnet de Courval n'effraya pas les charlatans et ne convainquit pas le peuple de leur ignorance. Leur crédit augmenta tous les jours au cours de tout le dix-septième siècle pendant lequel la France entière fut envahie par ces faux médecins dont quelques-uns arrivèrent si facilement à la fortune, grâce à ce métier de guérisseur dans lequel ils ne se lançaient souvent qu'après avoir vainement exploité les commerces les plus divers et les moins propres à les instruire dans la vertu des médicaments (1).

Jean de Gorris écrit en 1622 :

Quant à moi, toutes fois et quantes je considère l'homme achetant des remèdes à des charlatans, je ne puis cesser de m'en

---

(1) « L'histoire est jolie de celui qui de savetier se fit baigneur ; de baigneur, cabaretier ; de cabaretier, tisserand ; de tisserand, brasseur de bière ; de brasseur, magicien ; de magicien, médecin. Quelle gradation ! » (BERNIER, *Essais de médecine,* p. 420).

esmerveiller de penser qu'un homme raisonnable ayt si peu de jugement et soit si peu esclairé de la lumière que de confier la vie de ses malades, parents ou amis, ès-mains d'un charlatan, d'un homme sans science, qui avec rixe vend ses drogues, ainsi qu'à l'encan au plus offrant et dernier enchérisseur ny plus ny moins qu'on fait des friperies et des haillons, et qui pis est, les remèdes sont remportés avec plus de confiance que ceux des docteurs ; ce peuple ignorant et balourd, ayant ceste pensée qu'un vagabond, un pilleur de tavernes qui n'estudie autre chose que l'art de la ruffianerie, soit plus suffisant que ce docteur qui tout le temps de sa vie, estudie et l'emploie pour bien guérir.

*
* *

La plupart des charlatans venaient d'Italie. Ils commençaient en province par un tout autre métier que celui de médecin leur carrière aventureuse. Poursuivis, condamnés, ils tâtaient de la prison, mais ne manquaient pas, dès qu'ils en sortaient, de venir se réfugier à Paris, la grande ville hospitalière à ceux qui vivent aux dépens des autres, indulgente aussi, mais surtout riche, « pécunieùse », hors de laquelle il n'y avait plus de ressource pour leur misère.

Les Parisiens ont toujours été les gens les plus crédules du monde ; ils devenaient facilement la proie de ces aventuriers, se laissant éblouir par les affiches effrontées dont ils couvraient les murs et renonçaient à les poursuivre quand ils avaient été victimes de leurs escroqueries. « Tout l'avantage est pour eux. Si le malade meurt : ils changent de nom et de quartier et disent toujours qu'on les a appelés trop tard, que toute la faute en est au médecin (1) ».

La cour de Louis XIV elle-même n'échappa point à cet envahissement. C'était d'ailleurs l'époque où l'on

______

(1) BERNIER, *op. cit.*, p. 442.

faisait un abus extrême des remèdes, et le grand roi eut jusqu'à neuf apothicaires attachés à sa personne. « C'était le temps où un marquis de Penhoët prenait dans l'espace de trois mois 3 pintes de taffia de gaiac, 16 pintes d'eau de Sedlitz, une pinte de vin blanc avec thériaque, aloès et blanc de baleine, 22 onces de manne en larmes, 24 grains d'émétique et 2 douzaines de médecines noires, sans compter les médicaments anodins et pas mal de lavements (1) ».

La société de Versailles, en apparence si policée, en vérité très superstitieuse et dépravée, devait accueillir mieux que tout autre tous ceux qui se présentaient comme les sauveurs et les guérisseurs des maladies secrètes dont la plupart des grands étaient atteints.

L'anglais Martin Lyster, qui, après la paix de Ryswick, avait accompagné en qualité de médecin l'ambassadeur de Guillaume III à Paris, écrit dans sa relation de voyage : « La grande affaire ici, c'est la vérole, maladie qui, à Paris, a contribué jusqu'à un certain point à la ruine de la médecine comme à Londres. Les traitements secrets ont mis en pratique de misérables petits animaux de toutes sortes et leur ont donné lieu d'insulter les familles une fois qu'ils ont été au fait de leur malheur. C'est pour cette raison qu'à Paris comme chez nous les charlatans amassent rapidement, en traitant en secret ces accidents, des fortunes que n'obtiennent jamais les médecins eux-mêmes (2) ».

Tout le monde s'en mêlait et prétendait avoir son spécifique pour cette maladie : apothicaires, femmes,

---

(1) DECHAMBRE, *op. cit.*, t. V, p. 738.

(2) Dr CABANÈS, *Comment se soignaient nos pères*, pp. 429-430.

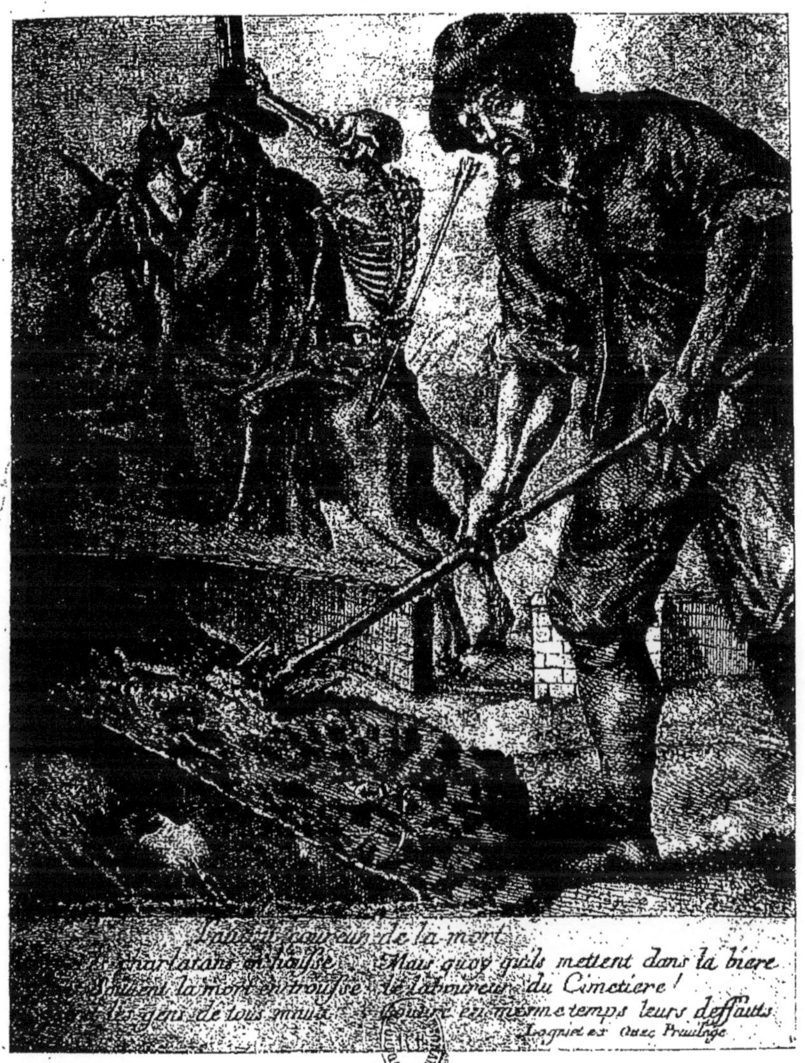

L'AVANT-COUREUR DE LA MORT

Gravure de Lagniet (vers 1657).

Pl. III.

(Bibl. Nat., Rés. Z 1746).

moines, inventaient et vendaient à prix d'or le mercure sous toutes ses formes.

Le roi lui-même eut souvent recours aux charlatans. En 1686, lorsqu'il fut atteint de la fistule à l'anus dont on devait l'opérer l'année suivante, Louis XIV qui ne voulait pas se résoudre à l'intervention chirurgicale fit loger dans son château de Versailles une foule de gens qui proposaient des remèdes soi-disant infaillibles pour cette maladie et dont on essaya une partie, ceux que l'on jugea les meilleurs. Toutes sortes d'onguents, pommades, eaux miraculeuses réputées dans certains couvents ou préparées par des charlatans furent essayés sur de pauvres diables atteints de la même maladie avant de les appliquer sur la personne royale. « Une femme étant venue dire à la cour que les eaux de Bourbon l'avaient guérie d'une fistule, on y envoya quatre malades aux frais du roy. Un jacobin s'adresse à M. de Louvoy et lui dit qu'il avait une eau avec laquelle il guérissait toutes les fistules, un autre se vantait d'avoir un onguent qui n'en manquait aucune (1) ».

Mme de Sévigné, qui a tant raillé les vrais médecins qu'elle appelle « les premiers ignorants du monde », court chez le premier marchand de remèdes et traite les charlatans avec la plus grande indulgence. Elle fut une des plus ferventes clientes des Capucins du Louvre qu'elle appelait « les Pères Esculapes ». Elle fait une consommation énorme de leurs remèdes dont elle vante dans ses lettres les vertus miraculeuses.

Les lettres de la marquise ne sont pas les seuls témoignages de la vogue inouïe dont jouirent au dix-septième siècle tous ceux qui prétendaient guérir en dehors de la

____

(1) DIONIS, *Cours complet de chirurgie,* p. 352.

médecine. On en retrouve la preuve dans toute la littérature du temps :

> Vous savez que ces gens venus du bout du monde,
> Pour tous genres de maux apportent des trésors,
> C'est beaucoup s'ils n'ont pas ressuscité les morts.
> . . . .
> Nous voyons tous les jours de ces sortes de gens
> Apprendre en voyageant des secrets surprenants (1).

Voilà, évidemment, un reflet très sincère de l'enthousiasme que provoquaient les charlatans venus des quatre coins du monde. Molière seul a échappé à cet engouement et flétri de sa mordante ironie les mœurs charlatanesques de la cour et de la ville.

Quand on songe à toutes les absurdités qui se débitaient alors (2), on n'est pas étonné que sa verve si franche et si généreuse ait porté autant de coups à la vénalité et à la grossière ignorance qui trouvait protection auprès de l'autorité royale elle-même.

Non seulement à Paris, mais dans toutes les provinces, apothicaires et médecins luttent à la même époque avec la même ardeur contre tous ceux qui se mêlent de vendre des remèdes.

En 1614, la commune de Dijon rendit des ordonnances sur l'art et le métier d'apothicaire qui « réglementaient les mesures contre les charlatans et contre les apothicaires détenant ou vendant des remèdes falsifiés ou altérés (3).

---

(1) REGNARD, (1655-1709), *Les folies amoureuses*, acte III, scène II.

(2) On saignait et l'on purgeait parce que l'on croyait que toutes les maladies venaient de la surabondance des humeurs. Ces liquides étaient au nombre de quatre dans le corps humain, correspondant aux quatre éléments : l'eau, le feu, la terre et le fer qui prenaient dans l'organisme la forme de la bile, l'atrabile, le sang et la pituite.

(3) ANDRÉ-PONTIER, *Histoire de la Pharmacie*, p. 25.

A Montpellier, comme ailleurs, des personnes étrangères à la pharmacie vendaient des substances destinées à guérir les maladies. L'édit du 1er avril 1678 obligea les médecins autorisés à renvoyer, dans un délai de deux mois au lieutenant de police à Paris, leur brevet d'autorisation, sous peine de 500 livres d'amende pour tous ceux qui vendraient à l'avenir des spécifiques sans autorisation (1).

En Lorraine, les apothicaires s'occupèrent pendant tout le dix-septième siècle à pourchasser « les nombreux parasites, tels que : chirurgiens, triacleurs, coureurs, charlatans, droguistes, épiciers, herbiers, religieux et marchands de toutes sortes qui s'abattaient à la curée de leur profession (2) ».

*
* *

Les charlatans du dix-septième siècle appartiennent à toutes sortes de classes sociales, et les médecins (à tout seigneur, tout honneur) fournissent malheureusement un large contingent à la longue liste des empiriques de cette époque. Ce sont ceux qui ne contentent point les revenus procurés par les titres officiels qui cherchent une fortune plus rapide dans la crédulité publique, les « hérétiques de la médecine », comme les appelait Galien. Leur mauvaise foi est pire que celle des charlatans fieffés ; ils usent des mêmes procédés et tâchent de persuader qu'ils ont des secrets pour toutes les maladies :

> Qu'il fait beau les entendre alléguer leurs miracles,
> D'un air impérieux prononcer leurs oracles
> Contre les plus grands maux se déclarer garants,

---

(1) ANDRÉ-PONTIER, *Histoire de la Pharmacie*, p. 17.

(2) MONAL, *Les maîtres apothicaires de Nancy au XVIIᵉ siècle*, p. 5.

Et de leurs beaux discours infatuer les gens.
L'un prônera surtout son grand Alexitaire,
L'autre de son extrait fait le plus grand mystère,
Celui-ci vous produit pour remèdes à tous maux
Son élixir tiré de mille végétaux.
L'autre ayant fait éclore en docte phantastique
Et triacleur expert son œuf philosophique
D'un si pompeux éclat charge ses récipés
Qu'il n'en donne le goût qu'à des préoccupés.
Le feu mystérieux de son laboratoire
Fait le plus beau concert de leur rare grimoire.
Leurs mots si bien choisis de Cohobation,
De Cinéfaction, d'Amalgamation,
De Clissus d'Algarot, et mille autres semblables
Qui dans le bas Breton seraient peu supportables,
Et tout ce qui s'y dit, et tout ce qui s'y fait,
Tout ce qui peut entr'eux rendre l'œuvre suspecte
Ne va qu'à découvrir le Pactole en sa source
Et pour parler français, à nous couper la bourse (1).

Les religieux tiennent une grande place dans l'histoire du charlatanisme de tous les temps. Nous les trouvons nombreux dans celle du dix-septième siècle (2). Cependant l'Eglise rendit souvent des sentences contre ceux qui soignaient le corps en même temps que l'âme (3),

---

(1) BERNIER, *op. cit.*, p. 486.

(2) « Il n'y a presque maintenant que des religieux ou ecclésiastiques qui pratiquent à Paris la médecine empyrique ». (N. DE BLÉGUI, *Livre commode*, p. 156.)

« Les empiriques sont, la plupart, des moines ignorants et las de robe, des pieds déchaux qui ne savent où donner de la tête ». (BERNIER, *op. cit.*, p. 515.)

(3) Le concile de Montpellier en 1162, celui de Tours en 1183, celui de Paris en 1212, prohibèrent cette alliance du sacré et du profane. Le concile de Latran (1215) interdit seulement aux moines les opérations chirurgicales ». (FRANKLIN, *Les Médecins*, pp. 29-30.)

« Les constitutions de l'Ordre de Saint François portent que les frères n'auront aucun médecin ni apothicaire si ce n'est pour leur simple usage et se garderont de souffrir qu'il soit vendu ou donné chez eux aucun médicament ». (BERNIER, *op. cit.*, suppléments, p. 56).

« Cosme Guimier, soi disant médecin, chanoine de Saint Thomas du Louvre, prêtre licencié dans l'un et l'autre droit et préseident aux

et tous les papes défendirent aux ecclésiastiques et aux religieux d'exercer la médecine. Si quelques-uns firent exception à cette règle, c'est qu'ils étaient gradués des facultés célèbres comme le pape Silvestre II lui-même, savant en médecine, alors qu'il n'était encore que Gerber, évêque de Ravenne, mais aucun ne cumula des fonctions aussi disparates. Malgré défenses et sentences, prêtres et frères ignorants se livraient au commerce des médicaments.

> Le bon Gilla se vend chez le frère Didace,
> Frère Alain a cent fois trompé la populace
> Et s'est si finement instruit de son métier,
> Qu'il sait tirer de l'or de sa poudre d'acier.
> Le Frère Valentin a de la quintessence
> Qui guérit de tous maux, même de l'impuissance,
> Il en sait beaucoup plus que Braier et Vallot,
> Et le plus habile homme après lui est un sot (1).

Mais rien n'arrêtera leur succès et il faudra que le nombre de leurs victimes soit effrayant pour qu'en 1695 une requête de la Faculté de médecine se prononce contre « les prêtres, religieux, moines qui font de la médecine, vont dans les maisons pour traiter hommes, femmes et enfants (2) ».

---

enquêtes, s'offre à Messieurs les Chanoines de Paris de guérir tous les malades, gisant *dans leur cloître sur la paille à leur charge et soins*, comme porte l'original. Et Messieurs du Chapitre le remercient de cette offre, apparemment parce qu'il n'était pas gradué en médecine et qu'il était un téméraire de parler ainsi. Sur quoi l'on peut voir le registre de l'Eglise de Paris du Lundi 3 Avril 1497 qui m'a été communiqué par M. Petitpied, docteur en Sorbonne, Chanoine de Paris et Conseiller au Chatelet de cette ville ». (BERNIER, p. 509.)

(1) « Ils prétendent guérir toutes sortes de maladies, même ceux qui sont éloignés, sur la simple inspection d'une urine plus ou moins corrompue, ou le rapport de quelque valet ou servante. Ils s'occupent même des maladies honteuses et donnent des remèdes dont la dose peut mettre le malade en péril de mort si elle ne le tue comme il arrive le plus souvent ». (BERNIER, *Essais de médecine*, p. 500.)

(2) BERNIER, *ibid.*, p. 509.

A Murat, les religieux surtout se moquaient des inter-
dictions qui leur étaient adressées par l'autorité royale
ou l'autorité épiscopale et se livraient sans frein au
commerce des médicaments.

« Rien ne peut arrêter l'avidité de l'esprit monacal :
point de borne qu'il ne franchisse lorsqu'il s'agit d'amas-
ser de l'argent; il ne reste donc plus aux maîtres apothicaires, pour récompenser leurs veilles et leurs travaux, que le privilège de payer des impôts et de mourir
de faim. (1) ».

Enfin, la communauté des apothicaires de Bordeaux
eut aussi à se défendre avec énergie contre les moines
de la ville dont la concurrence devenait inquiétante
pour eux. Une première ordonnance du 9 décembre 1678
interdit aux religieux de tout ordre de fournir des remèdes hors de l'enceinte de leur couvent sous peine de
500 francs d'amende. Les moines passèrent outre, et
obtinrent même que l'arrêt fût cassé.

Les nouveaux statuts des apothicaires bordelais com-
portaient un article spécial qui visait les moines. Mais
ceux-ci obtinrent par leur crédit que le Parlement enre-
gistrât les statuts sauf l'article qui les concernait. De
procès en procès, les apothicaires n'obtinrent gain de
cause qu'en 1791 à la suppression des corporations (2).

La noblesse fournit aussi quelques types de charla-

---

(1) Camille JULLIAN, in *Histoire de la pharmacie* d'ANDRÉ-PONTIER,
p. 189. — D'autre part « Fléchier raconte que les religieuses de
l'Hôtel-Dieu de Clermont pratiquaient les opérations chirurgicales,
vendaient des remèdes, des spécifiques et qu'elles avaient une boutique aussi bien fournie qu'aucune des boutiques d'apothicaires de
Paris ». (Mémoire de Fléchier sur les grands jours de l'Auvergne en
1665, pp. 100 et 101, in ANDRÉ-PONTIER, *Histoire de la pharmacie*, p. 189.)

(2) CHEYLUD, *Histoire de la corporation des apothicaires de Bordeaux*,
passim.

tans, seigneurs ruinés, encore plus âpres au gain que leurs confrères.

D'autres, venus de plus bas, n'en sont pas moins hardis : ce sont les valets ayant appris dans les ruelles l'art de tromper et de voler « devenus médecins et gens d'importance à la faveur de leurs maîtres ».

Enfin, quelques femmes ayant exercé la médecine empirique au cours de ce dix-septième siècle complètent cette longue énumération.

Dans tous les âges, les femmes se sont mêlées de médecine et les pythonisses de l'antiquité n'étaient certainement que de vulgaires charlatans.

Comme pour les religieux, de nombreux arrêts rendus par les Parlements (1), ne durent jamais empêcher cet abus et maîtriser « ces femmes inquièttes qui en veulent être par curiosité, vanité ou indigence (2) ».

*
* *

Les procédés qu'emploient les charlatans au dix-septième siècle ne sont pas sensiblement différents de ceux qu'ont utilisés leurs collègues de toute époque. Nous avons dit un mot sur chacun d'eux dans l'Introduction de ce volume et nous ne reviendrons que sur

---

(1) Un arrêt fut rendu par le Parlement de Toulouse du 3 juillet 1558 contre Claude Joanne, dite Calandre, « femme empyrique » prisonnière à la Conciergerie. Un autre du Parlement de Paris, du 12 avril 1578, fit défense à une femme nommée Jeanne l'Escollier d'exercer et pratiquer l'art de la médecine.

(2) « L'une disait à un paysan qui la consultait, que son poumon était tombé dans ses intestins, l'autre accusait les boyaux de la tête d'être cause d'une migraine, une autre, plus habile, tirait 80 florins d'un sot pour lui refaire tout neuf un foie qu'il croyait pourri ». (BERNIER, *op. cit.*, p. 525.)

certains trucs plus spécialement pratiqués par les contemporains de Louis XIV : l'inspection des urines, et le débit de remèdes secrets accompagné — ceci est une invention du dix-septième siècle — de prospectus imprimés formant réclame.

Nous consacrerons aux remèdes un chapitre spécial. Quant à la comédie de l'inspection des urines, elle était directement inspirée par une pratique courante chez les médecins sérieux de l'époque. Mimant à merveille les vrais docteurs, nos charlatans croient « s'estre fort bien tirés d'affaire quand ils ont dit à bon compte, sur l'inspection de l'urine d'un enfant, que ce sont les vers qui le mangent, et, sur celles d'une femme ou d'une fille, que c'est la matrice qui l'offusque (1) ».

Un charlatan prenait de l'eau de pluie pour de l'urine, un autre faisait des pronostics de mort, prétendant qu'il y voyait flotter de petits cercueils.

Plus audacieux encore, certains prétendaient reconnaître les maladies à distance et découvraient, dans les urines qu'on leur envoyait, toutes sortes de choses (2).

Les erreurs devinrent tellement grossières et nombreuses, que le Collège de Londres défendit aux médecins « d'affecter de prédire sur les urines qu'on leur apporte leur conseillant de ne s'y fier que de bonne manière », et ceux qui s'arrêtaient à l'observation des

_____

(1) Bernier, *op. cit.*, p. 433.

(2) « En voicy un qui trompe même un apothicaire qui voulait apprendre l'art de deviner par les urines, quoique sa femme qui avait plus d'esprit que luy se moqua de sa crédulité, car toute la magie des charlatans aboutit après qu'il eut bien mangé l'apothicaire et qu'il luy eut tiré quelques pièces d'argent à l'assurer qu'il ne se tromperait jamais en disant que c'est l'urine d'un mâle lorsque celuy qui la luy apporterait entreroit dans la chambre le pied droit le premier, et que c'est une femelle quand il s'avanceroit le pied gauche avant le droit ». (Bernier *op. cit.*, p. 436).

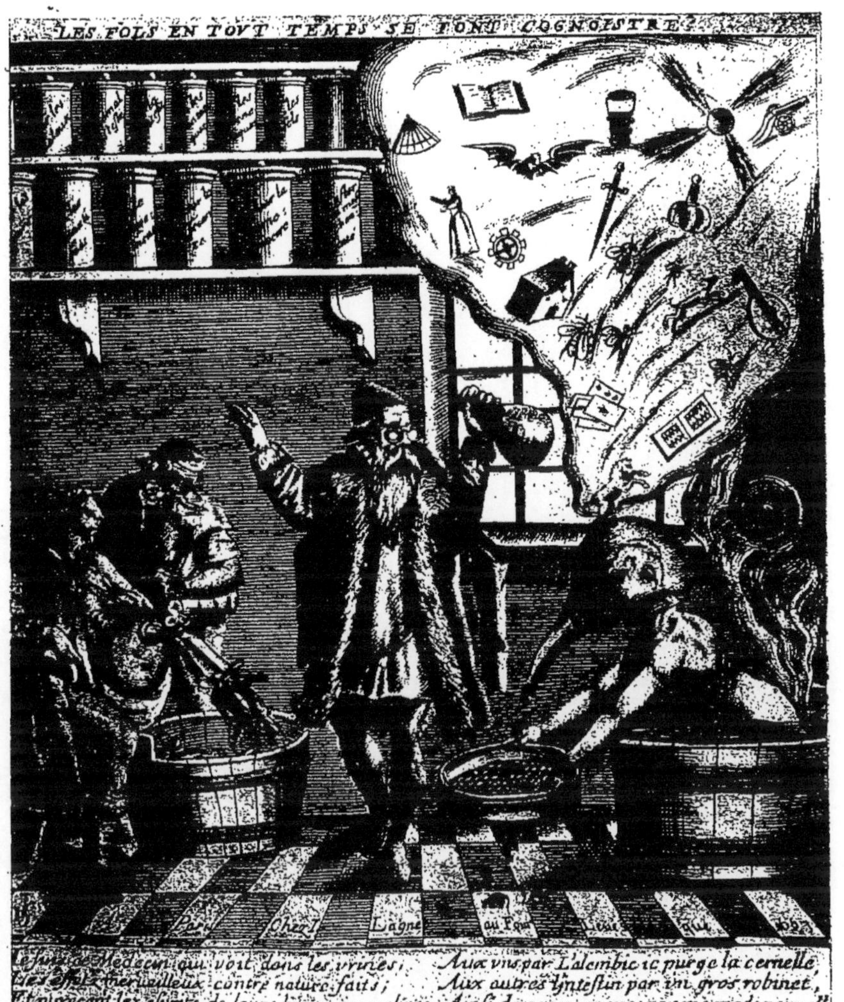

LE MÉDECIN QUI VOIT DANS LES URINES

Gravure de LAGNIET (1657).

Pl. IV.

(Bibl. Nat., Rés. Z 1746).

urines furent tellement considérés comme insensés
qu'un apothicaire d'Aix-la-Chapelle mit sur l'enseigne
de sa boutique une image représentant un fou qui mon-
trait aux passants du doigt et d'un air moqueur, un
urinal qu'il tenait de l'autre main (1).

*
* *

En vain les médecins s'efforçaient-ils par tous les
moyens d'éloigner de la Cour tous ces imposteurs.
Malgré les défenses qui leur étaient faites parfois de
séjourner dans le royaume ou les sentences dont ils
étaient l'objet, ils triomphaient de toutes les attaques.
En 1644, la Faculté organisa des consultations gratuites
qui avaient lieu deux fois par semaine. Elle espérait,
par ce moyen, ôter aux charlatans une bonne partie de
leur clientèle. Mais tous les efforts échouèrent, et ni les
mesures prises contre eux, ni l'étalage de leur ignorance
ne nuisirent à leur commerce : leurs prétendus secrets
remportaient tous les suffrages.

On s'étonnera peut-être de ne pas trouver ici de chapitre consacré à la législation du charlatanisme. C'est
qu'en dehors des poursuites individuelles auxquelles
nous avons déjà fait allusion ou de celles dont nous
serons amenés à parler dans le chapitre biographique
qui suit, les pouvoirs publics n'ont pris, au dix-septième
siècle, aucune mesure d'ensemble contre ce qui nous
paraît être aujourd'hui un fléau social. Ils n'ont même
pas veillé à l'observation des ordonnances rendues sur
cet objet du quatorzième au seizième siècle (2).

---

(1) BERNIER, *op. cit.*, p. 437.

(2) Cf. *supra*, Introduction.

Seules, nous l'avons vu, les corporations lésées dans leurs intérêts matériels réclamaient des sanctions légales contre leurs concurrents sans scrupules, mais elles n'étaient point les plus fortes. Au dix-huitième siècle elles auront plus d'influence (1) : en 1791, les charlatans accueilleront avec une joie profonde la nouvelle de la dissolution de la Faculté de médecine, et de ce fait les premières années de la Révolution, jusqu'à la loi de germinal an XI, réglementant l'exercice de la pharmacie, seront — exactement comme les plus belles années du Grand Roi — infestées par la tourbe des empoisonneurs.

———

(1) Voici à l'appui de cette assertion une note recueillie dans un catalogue d'autographes : « Médecine. — Recueil factice de pièces originales : 1694-1780. Très curieux dossier de pièces de procédure sur les gens ayant exercé la médecine sans autorisation de 1694 à 1780. Les procès-verbaux de poursuite sont rédigés au nom de la Faculté de médecine de Paris et les affaires sont plaidées, tantôt devant le Châtelet ou le lieutenant de police, tantôt devant le Parlement. On y remarque : 1º le procès des religieux de Sainte-Geneviève contre la Faculté (1716); les médecins les accusaient de distribuer gratuitement des remèdes; 2º la supplique de Pelletier, tailleur à Thouars (1761) qui prétend avoir trouvé un élixir antirabique; 3º la supplique du chevalier Bignon « venant de Rome » (1777) avec une pommade ayant la vertu de faire croître et épaissir les cheveux; 4º un spécimen de taffetas d'Angleterre du XVIIIᵉ siècle; 5º eaux épilatoires; 6º pièces du procès entre les épiciers et les apothicaires (1705), etc., etc. (Note reproduite par Al. POIDEBARD, *Le portefeuille d'un charlatan Lyonnais au XVIII* siècle, p. 7.)

CHAPITRE II

Biographies des Charlatans connus au XVIIe siècle

Le moment est venu d'examiner les plus fameux d'entre les empiriques qui ont exercé en France leur fructueux métier de 1600 à 1700.

Pour cette étude, il est difficile d'observer, comme nous l'aurions désiré, l'ordre rigoureusement chronologique. Parmi les documents que nos recherches nous ont fait découvrir concernant plus de soixante charlatans, quelques-uns ne portent pas de date précise et nous laissent ignorer l'époque exacte de leur passage à Paris. Pour d'autres, au contraire, dont les exploits sont plus retentissants et le nom plus célèbre, il nous a été facile de retrouver toutes les indications nécessaires à l'histoire de leur vie.

Nous allons donc autant que possible, dépouiller année par année, ce dix-septième siècle, dont la deuxième moitié fut particulièrement féconde en entreprises charlatanesques.

Quelques mesures rigoureuses prises contre les charlatans ayant exercé à la fin du seizième siècle, paraissent expliquer l'espèce d'accalmie qui se produisit à cette époque et qui ne dura, d'ailleurs, que quelques années.

*
* *

Par une sentence du 8 août 1607, on juge et condamne un empirique nommé DELASTRE ; il est ordonné que ses drogues seraient visitées, « les bonnes portées à l'Hôtel Dieu, les autres brûlées ». Le 8 août 1608, exécution de la sentence : les docteurs qui perquisitionnent déclarent bonnes trois ou quatre drogues seulement, toutes les autres étant de mauvaise qualité. « A l'instant, les dites mauvaises drogues ont été portées par Pierre Parent, crocheteur, demeurant rue Zacalie, au-devant de la maison du dit Delastre, rue de Gondy, en face de l'Hôtel de Gondy ; et illec il a été allumé un feu avec 3 fagots et de la paille dans lequel feu, les dites drogues ont été mises par icelluy Parent, et par ce moyen ont été brûlées. Et pour le regard de deux canons servant à bailler clystères, un petit tamis, 2 petits mortiers, une spatule de bois, un poids de 4 livres, une paire de balances petites ont été baillées de par le Roy à Richard Cotterets, marchand savetier à Paris, demeurant rue aux Ours, avec une malle de bois, et 2 petits linets (1) ».

*
* *

En 1608, une autre sentence est rendue contre Charles HERVIEUX, « empirique gentilhomme guérissant loupes et cancers (2) ».

---

(1) Commentaires de la Faculté de médecine de Paris, vol. X, p. 130, in *Dictionnaire des sciences médicales* de DECHAMBRE, 1874, 1re série, t. III, p. 467.

(2) *Commentaires de la Faculté de médecine de Paris*, vol. X, p. 131.

⁕

En 1612, la Faculté est appelée à se prononcer sur les remèdes chimiques d'un nommé Gabriel de CASTAIGNE, qui sous les habits d'un frère Cordelier, abusait de la crédulité publique :

Attendu qu'il n'est pas juste qu'un, qui n'est pas approuvé du Collège de Médecine, se mêle de médicaments et panser les malades, et spécialement prêtres et moines qui ont une profession du tout contraire, ne se devant employer qu'au spirituel. Et attendu que plusieurs plaintes étant survenues à l'endroit de Gabriel de Castaigne, il lui serait plus séant de se renfermer dans un monastère de son ordre que non pas de voguer parmi le monde (1).

Peu ému de ces remontrances, G. de Castaigne n'en continua pas moins son métier lucratif, et fit imprimer plusieurs livres où il vantait ses talents et ses remèdes. Nous en avons retrouvé une deuxième édition datée de 1661, où ses œuvres sont réunies en un seul volume qui porte pour titre : *Œuvres de* Gabriel de CASTAIGNE, docteur en théologie, conseiller et aumônier du Roy et conventuel d'Avignon : 1° *Le Paradis terrestre ;* 2° *Le grand miracle de la nature métallique ;* 3° *L'or potable qui guérit tous les maux ;* 4° Le *Trésor philosophique de la médecine métallique.* Paris, chez Jean Dhourry, au bout du Pont près des Augustins à l'image de Saint-Jean. Dans ces ouvrages de Castaigne prétendait dévoiler la manière de transformer en or fin tous les vils métaux et avoir trouvé dans cette transmutation le remède à tous les maux.

⁕

En 1620, un nommé SÉMINI parut à Paris et obtint immédiatement un succès énorme car il avait des

____

(1) BERNIER, *op. cit.,* p. 515.

remèdes pour les hommes comme pour les femmes. Il employait sans crainte les substances que les médecins regardaient alors comme des plus dangereuses : le mercure, l'ellébore, l'opium. Mais « son grand Achille » était l'antimoine dont il ne se servait du reste que sous divers déguisements, car « il le prescrivait à un temps où la Faculté en avait presque aboli l'usage à force de le décrier (1) ».

Il fut le médecin de la princesse de Nevers, ce qui lui donna le plus grand crédit, jusqu'au jour où ayant donné une poudre à une éminence qui en mourut bientôt après, il dut se retirer du monde.

*
* *

Désiré DESCOMBES est un contemporain de Sémini; il possédait un antidote contre toutes sortes de venins et de poisons, morsures de vipères, aspics, chiens enragés. Il s'offrait lui-même pour prendre tous les poisons qu'on voudrait, car il prétendait se guérir par son antidote. Mais la crédulité ayant des bornes, une ordonnance du bailliage du Palais de 1621 prescrivit « qu'incessamment, Descombes fera expérience de son antidote en la présence du Roy, du doyen et de trois autres docteurs (2) ». Nous ne savons pas ce qu'il en advint...

---

(1) BERNIER, *op. cit.*, p. 147. Bernier fait allusion à la grande querelle qui durait depuis le xvie siècle entre partisans et adversaires de l'antimoine dont l'usage avait été introduit dans la thérapeutique avec les autres remèdes chimiques par Paracelse et ses disciples et que la Faculté de Paris proscrivit comme poison en 1566.

(2) Commentaires de la Faculté de médecine, t. X. p. 356, *in* DECHAMBRE, *Dictionnaire des Sciences médicales*, 1re série, t. III, p. 467.

**

Moins célèbre que ces deux derniers, DILLERAIN ne laissa trace de ses fonctions à Paris que par un remède dont mourut le premier président Le Jay.

Un charlatan qui eût aussi son heure de célébrité, RAOUL, vint se fixer à Paris, où on ne reconnut pas sous ses traits le fripon contre lequel le Parlement de Toulouse avait rendu un de ses arrêts quelques années auparavant. Sa spécialité, disait-il, était de « tailler un petit appareil », et il trompait tous ceux qui se laissaient convaincre en escamotant la pierre qu'il faisait semblant de tirer. « Il se perdit en demeurant court dans une opération où il était trop éclairé, ensuite de quoy il emporta au clair de lune ce qu'il avait rafflé des plus crédules, dont aucun ne se trouva guéri de sa pierre (1) ».

* *

En 1635 parut un « *Traité de la Conservation et de la prolongation de la santé,* par M. François DE MONGINOT, conseiller et médecin ordinaire du Roy, docteur en médecine en la très fameuse Université de Montpellier ».

Ce petit livre est un extraordinaire ramassis de recettes charlatanesques divisées en seize chapitres, où l'auteur, qui prétend avoir trouvé la guérison de tous les maux, insiste principalement sur les vertus de la liqueur d'or. Il recommande tout spécialement la meilleure façon d'en user. « Prenez une poule et nourrissez-la de poudre d'or raffinée, meslée avec quelque aliment jusques à ce que la poule est toute jaune

(1) BERNIER, *op. cit.,* p. 449.

comme safran ; de cette poule on s'en nourrira. Pour faire l'effet prétendu, il faut que la chair attire la teinture d'or et que la poule ait une vertu fondente et dissolvente. Or, pour la preuve entière, faut par nécessité que l'or que la poule rendra avec la fiente diminué de poix sans estre encrousté et endurcy contre les entrailles. »

Cet étonnant galimatias faisait grand effet et rapportait gros à son auteur, qui trouvait principalement chez les dames de fidèles clientes. Il est vrai qu'il savait leur adresser les compliments « qu'il était le plus grand flatteur, le plus doucereux, le plus louangeux et le plus dissimulé de tous les martyrs de la médecine charlatane (1) ».

*
* *

Les deux drogues les plus à la mode au dix-septième siècle étaient sans contredit la thériaque et l'orviétan. Quoique vendus d'abord par les charlatans, ces deux médicaments, la thériaque surtout, étaient regardés comme de vraies panacées par les médecins eux-mêmes. C'étaient des substances composées d'une infinité de drogues simples trop connues pour que nous insistions sur leur description. Mais puisque nous devons suivre aussi rigoureusement que possible dans leur ordre chronologique les exploits des faux médecins, nous ne pouvons passer sous silence les menées du sieur CONTUGI, prétendu inventeur de l'orviétan. Christoforo Contugi était natif d'Orvieto et se fit d'abord appeler « Orviétano », puis « Lorviétan » ou « l'Orvié-

______

(1) BERNIER, *op. cit.*, p. 497.

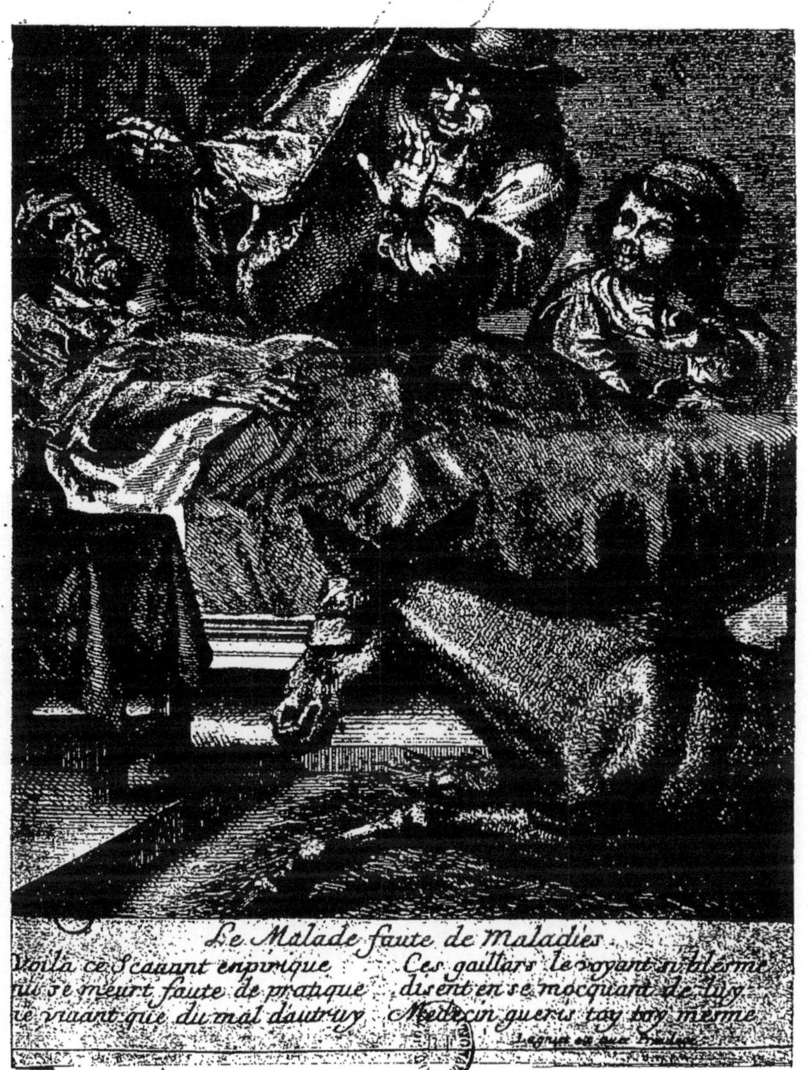

LE MALADE FAUTE DE MALADIES

Gravure de LAGNIET (vers 1657).

(Bibl. Nat., Rés. Z 1746).

tan ». Il contribua surtout à la vogue du remède auquel il donna son nom, mais qui était connu bien avant lui. L'apothicaire Pierre POMET écrit dans son *Histoire des Drogues*, en 1694 : « L'orviétan était connu à Rome depuis longtemps, et c'est là que les épiciers le faisaient venir, avant qu'un sieur Contugi eût obtenu du roi la permission de le débiter publiquement. »

Contugi n'acquit pas moins très vite richesse et célébrité ; son pseudonyme était fameux au temps de la Fronde et se rencontre dans plusieurs Mazarinades. En 1647, il essaya de faire approuver sa drogue par la Faculté, et il réussit, moyennant finance, à avoir douze docteurs, mais il ne put gagner le doyen malgré ses efforts, et sentence fut rendue contre lui en 1648 (1). Nous verrons un peu plus loin que cet insuccès ne nuisit guère à la vogue de « l'orviétan », car Contugi transmit son secret à un de ses descendants, Hieronimo Cei, qui le vendit lui-même à un autre charlatan, Nicolas de Blégny (2).

**

SARRAZIN et du CLOZEL sont deux personnages de moindre importance qui paraissent avoir passé sur le théâtre parisien à la même époque. Le premier venait de Genève, mais comme il était fort maladroit, avouant lui-même qu'il n'était ni médecin, ni chirurgien, il ne put capter longtemps la confiance publique et dut retourner dans son pays avec un maigre bénéfice (3).

---

(1) Commentaires de la Fac. de Médecine de Paris, t. XIII, p. 559.

(2) FRANKLIN, *Les médecins*, p. 137.

(3) BERNIER, *op. cit.*, pp. 450-451.

Du Clozel était grand parleur, diseur de rien, petit esprit, ignorant et voleur (1). Toutes ses qualités n'arrivèrent pas à lui faire vendre ses secrets pour les maux de dents ou les coliques, et il n'est point resté de traces des cures qu'il fit.

*
* *

C'est un prêtre, l'abbé AUBRY, qui, en 1650, ouvre la série des grands personnages ayant exercé la médecine charlatane et vendu des remèdes secrets souvent dangereux. Cet abbé était originaire de Montpellier, et Bernier ne manque pas de dire dans sa fameuse satire : « Et comme il venait d'une terre médicinale, qui ne l'aurait cru médecin, à moins de savoir qu'il en avait été chassé ? » Il étudia la théologie dans sa ville natale et reçut l'ordre de prêtrise. Il vint à Paris, où il y fut décoré du titre de médecin ordinaire du Roi et y exerça la médecine vers les années 1658, 1659, 1660 (2). Et pourtant, il est plus que probable qu'il n'avait jamais reçu les honneurs du doctorat en médecine, ce qui ne l'empêcha pas de s'enrichir, d'être bien logé, bien meublé et choyé par les plus grands personnages de Paris. Il traitait cependant les cancers avec beaucoup d'insuccès, mais il se piquait de science et se disait, comme beaucoup de ses semblables, sectateur zélé de Paracelse. Aussi annonce-t-il lui-même qu'il fait profession de médecine paracelsiste et archétique dans une de ses publications dont il est curieux de reproduire quelques

____

(1) BERNIER, *op. cit.*, p. 451.

(2) *Bibliothèque littéraire, historique et critique...*, par CARRÈRE, t. I, p. 244.

extraits pour démontrer quel degré d'ignorance devait être celui de ce pauvre homme si prétentieux (1). « De ce volume *in-quarto*, on pourrait faire un *in-seize*, voire un vrai *Bluet*, si on en retranche les injures, les invectives, les solécismes et les barbarismes, au hazard

---

(1) *La Merveille du Monde, ou la Médecine véritable nouvellement ressuscitée, dédiée à Monseigneur l'Eminentissime Cardinal Mazarin*, par l'Abbé AUBRY, de Montpellier. Paris, de l'imprimerie de Jacques le Guitel, rue des Noyers, au coin de la rue Saint-Jean de Beauvais, 1654.

« Après que Dieu, pour faire reluire les étoiles au ciel, nager les poissons dans la mer, sortir les fleurs sur la terre et volez les oyseaux dans l'air, il voulut souffler l'esprit de vie dans un seul homme, qu'il avoit estendu en toutes les parties du Monde, et par cet abbrégé représenter comme dans son image tout ce qu'il y a de plus beau dans l'Univers et de plus rare dans les Cieux.

....

« Toutes les choses du monde en agissant produisent quelque chose, la substance donne l'action qui sont deux, et ce que l'action et la substance font : fait un troisiesme qui dépendent et sont essentiellement attachez à l'unité de la substance. Il n'y a donc rien en l'Univers qui ne représente la Ste Trinité et par un mystère admirable ne donne des marques d'adoration au premier estre Eternel qui leur a donné la vie. Et puisqu'il n'y a rien de plus beau que l'Archée du grand et du petit monde, il s'ensuit qu'ils représentent le mystère du Trône en l'unité plus excellement que toutes les créatures corporelles, en ce qu'elles n'ont l'existance que par sa seule présence.

« L'archée de tous les deux par cet ordre contient en son exence. Arichit, Barachot, Carnuet, qui sont les trois hiérarchies qu'il se manifeste à l'entendement en ses opérations diverses. L'Arichit est celuy qui donne le coulant aux Eaux, l'humidité à la terre, la matière à la neige; et la coction parfaite aux animaux.

....

« Barachot qui tient le second rang dans cette hiérarchie est le baume de la nature et le lieu de toutes les contrarietez élémentaires.

....

« Carnuet qui a le troisiesme rang est le vray fondement de tous les corps.

« ..... C'est pour cela qu'en sa dépravation, il s'y voit la goutte, paralisie, hemoroïdes, maux de teste, humeurs, cancers, escrouelles, etc., etc..... Dont les chirurgiens ignorans establissent leurs ridicules opérations, qui à la moindre solution se trouvent impertinentes.

....

« La médecine Archetique et véritable ne serche point des éméti-

encore de ne rien comprendre au reste du galimatias, tant il y a, outre cela, de baragouin, d'ignorances crasses et de fautes d'orthographe (1) ».

*_**

Un contemporain de l'abbé Aubry fut l'abbé BEAU- PRÉ, natif de l'Anjou, mais dont les premiers exploits de médecine empirique dans cette province réussirent mal. Il vint à Paris où nous le retrouvons sous le nom d'abbé de Beaupré. Ses remèdes étaient nombreux, mais tous bénins : il donnait pour les vapeurs une eau de scorzonère avec du sirop violat ; il avait des tisanes purgatives, des poudres cordiales et d'autres drogues bien innocentes. Tout cela ne suffit pas à son succès, et malgré le bon marché de ses remèdes qui lui avaient procuré quelque célébrité, il fut obligé de retourner dans sa province. Là, voulant persuader à son frère que rien ne purgeait plus doucement qu'une de ses poudres, il lui en fit prendre une certaine dose qui le tua sur-le-champ, et quelque temps après, voulant prouver l'inno-

---

ques, catharques, diurétiques, qui violentent la matière et affaiblissent le corps : Mais de sa propre vertu en qui toute la gloire du monde subsiste.

. . . .

« Quoy n'est-ce pas la Médecine Archétique qui a seule cette autho- rité de renouveller les hommes, restaurer leurs forces et remettre l'harmonie de son composé...

« Tout le plaisir et le contentement des hommes est en cette Méde- cine Archétique qui doit être l'objet des sçavans, puis d'après la divi- nité il y a rien que nous puissions souhaiter de plus nécessaire pour terrasser les maladies, renverser les infirmités, maintenir la nature et rendre l'homme en bonne santé pour l'amour, l'honneur et la gloire de Dieu. »

(1) BERNIER, *op. cit.*, p. 460.

cence de ses drogues, il en prit lui-même et en mourut lentement.

*
* *

Voici un charlatan ennemi de la saignée, pratique en usage que les médecins du temps regardaient comme le grand soulagement de tous les maux. C'est un nommé DAMASCÈNE, qui vint à la cour en 1669. C'était un Italien magnifiquement vêtu, paré de chaînes d'or, et exhalant des odeurs aromatiques « qui le faisaient sentir d'une lieue ». Il commença donc par s'élever contre la saignée, prétendant que c'était assassiner un malade que lui ôter le sang, qui est le trésor de la vie, et disant que la lune seule gouvernait notre corps. Il fit publier un livre pour établir sa doctrine et obtint un tel crédit à la cour qu'il assistait au dîner du roi et était écouté de la reine comme un oracle. Du reste, le peuple se pressait aussi pour le consulter. « C'est ainsi que, quand Philis pêchait chez un de nos poètes,

> On voyait battre les poissons
> A qui plus tôt perdrait la vie
> En l'honneur de ses ameçons (1). »

Il fut démasqué par un garçon apothicaire qui convainquit la reine de son ignorance en lui apportant sept ou huit plantes cueillies dans un bois et que Damascène fut incapable de nommer. M. Vallot, alors premier médecin du roi, le fit chasser après quatre mois de séjour à la cour; il fut saisi un beau matin par deux gardes de

---

(1) BERNIER, *op. cit.*, p. 449.

la prévôté et conduit à une lieue de Saint-Germain avec défense de revenir sous peine de galère (1).

* *

Pendant cette année 1669, parut un prospectus charlatanesque émanant d'un personnage des plus intéressants : BARBEREAU. La Bruyère, qui le désigne par B. B. dans son chapitre des *Jugements* (§ 21) parle de lui comme s'étant enrichi à vendre en bouteilles l'eau de la rivière. C'est qu'en effet ce médecin se rendit surtout célèbre par la vente d'une soi-dirant eau minérale. L'incommodité des moyens de communication rendait difficile l'utilisation des eaux minérales. Les eaux de Forges, seules, devaient à leur proximité de Paris le succès dont elles jouirent pendant plus d'un siècle (2).

On faisait donc porter les eaux à Paris et on cherchait depuis longtemps à en fabriquer sur place. Barbereau s'installa au bord de la Seine dans l'une des boutiques ouvertes sur la façade du Collège des Quatre-Nations, aujourd'hui le Palais de l'Institut; les loyers de ces boutiques constituaient alors une partie des revenus de l'établissement (3).

Il ne prit que la peine de déguiser l'eau de la Seine et de changer son nom pour la vendre beaucoup plus cher que le vin de Champagne. Très habile commerçant, il

---

(1) DIONIS, *Cours d'opérations chirurgicales,* pp. 576-577.

(2) « Mlle de Montpensier qui s'y rendit en carrosse en 1656, coucha le premier jour à Poissy; le deuxième, à Pontoise; le troisième, dîne à Gisors et arrive à Forges le lendemain à quatre heures du matin ». (FRANKLIN, *Les médicaments,* pp. 165-176.)

(3) FRANKLIN, *Les médicaments,* p. 194.

faisait faire la distribution par sa femme et sa fille, « deux nymphes qui ne paraissaient pas les plus refroidies de charité, de sorte qu'on croyait toujours boire à juste prix, quelque chère que fut l'eau quand on la prenait des mains de ces deux prétieuses (1) ».

C'était, du reste, une eau des plus inoffensives. La pierre médicinale dont parle Barbereau dans son prospectus et que l'on voyait au fond de la bouteille était simplement un petit grain « d'antimoine vitriolé », mais il y en avait en si petite quantité, « un grain de froment pour six pintes d'eau », qu'il ne pouvait en résulter grand danger pour ceux qui l'absorbaient.

La cherté de cette eau faisait surtout sa réputation. Elle était regardée comme un élixir de longue vie et le marchand du Collège comme un maître de la médecine. Dès 1670, il fut connu ; nous trouvons, parmi les manuscrits de la Bibliothèque Nationale dans un des registres du secrétariat, une permission en date du 16 avril 1670, donnée « au sieur Barbereau, médecin ordinaire du roi, de vendre et de débiter les remèdes de son invention (2) ».

La vérité est qu'il était fort ignorant et grand buveur de vin, en prenant un jour « plus que les plus forts de ses buveurs ». Mais son génie inventif, toujours en éveil, trouvait mieux que la fabrication des eaux minérales naturelles ; il avait des poudres, des pilules pour la guérison de toutes les maladies et il les publia dans un petit volume de 61 pages intitulé : *L'Esprit universel ou le principe des grands remèdes*, par le sieur BARBEREAU,

---

(1) BERNIER, p. 454.

(2) BLÉGNY, *Livre commode des adresses pour 1692*.

et où il s'intitulait « Médecin spagyrique ordinaire du Roy (1) ».

*
* *

Barbereau avait des concurrents : « FILLESAC, rue de la Boucherie, joignant les écoles de médecine, vend toutes sortes d'eaux minérales artificielles. » Un de ses prospectus imprimé se trouve dans le M. S. S. de la collection Delamarre, n° 21738, *ad finem* (2).

Deux jeunes hollandais qui visitèrent Paris, en 1657, écrivaient dans leur journal à la date du 6 avril : « Nous allasmes aux Petits Augustins pour parler à un Père nommé Valérien, qui donne de l'eau de fontaine dans laquelle il verse un peu d'esprit d'une certaine composition qui la rend comme minérale. On dit qu'il en guérit toutes sortes de maladies; beaucoup de personnes s'en sont bien trouvées et quelques autres n'en ont eu aucun soulagement (3) ».

*
* *

Cette même année 1669, où Barbereau établissait sa réputation, une sentence du Châtelet nous informe des agissements de l'abbé DE GRACE qu'elle déboute de sa demande dans une affaire où il prétend (sans doute parce que la médecine ne l'enrichissait pas assez vite), avoir reçu d'un inconnu, un jour qu'il était en prières

---

(1) Voir Pièces justificatives.

(2) BLÉGNY, *Livre commode des adresses*, p. 175 et note.

(3) A.-P. FAUGÈRE, *Journal d'un voyage à Paris*, in FRANKLIN, *Dictionnaire historique des arts, métiers et professions exercés à Paris depuis le XIIIe siècle*, p. 277.

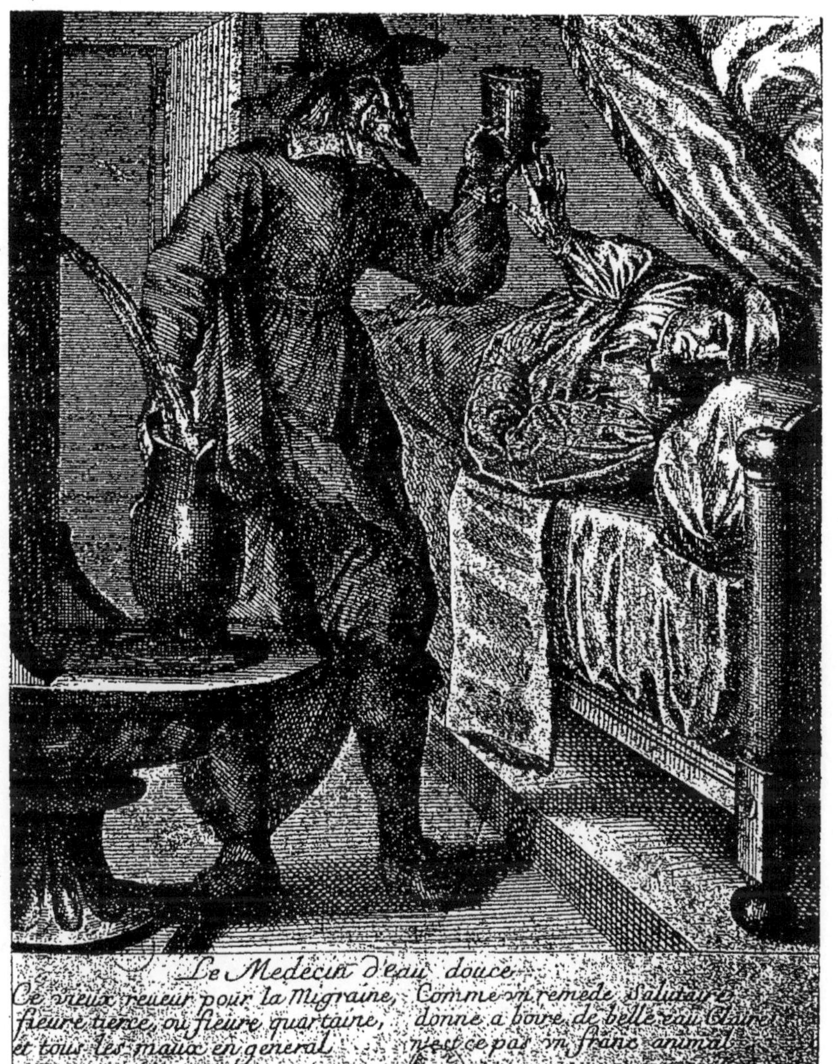

LE MÉDECIN D'EAU DOUCE

Gravure de Lagniet (vers 1657).

(Bibl. Nat., Rés. Z 1746).

à Notre-Dame de Paris, un billet qui lui donnait droit à 20.000 livres sur la succession d'un certain P. C. pour les employer à des œuvres pies. Le 26 septembre 1669, il intervint donc sentence du Châtelet qui rejeta la demande de l'abbé et le condamna aux dépens (1).

.*.

En 1672 un arrêt est rendu par le Parlement contre M. DRAIX, lui défendant d'exercer la médecine à la suite d'une plainte portée contre lui par une femme à qui il avait demandé 840 livres pour ses visites. Ce M. Draix avait été, sous le nom de Saint-Amour, valet de chambre et barbier du duc d'Orléans. A la mort de celui-ci, il commença à exercer la médecine charlatanesque dans quelques villages d'où il rapportait des graines et des fruits. La vente de ces produits de la terre lui procurait de l'antimoine, de la gomme-gutte, de l'ellébore et d'autres drogues qu'il administrait aux paysans. Ces pratiques criminelles le forcèrent à venir à Paris, où il continua, malgré l'arrêt rendu contre lui, à soigner les plus grands personnages et à tirer de son métier les plus grands bénéfices (2).

.*.

Moins privilégiés que lui, BARRE fut envoyé quelque temps en prison pour avoir administré à un malade des tablettes arsenicales, et GUILLEMOT, un ancien valet de grande maison, mourut misérable pour avoir laissé périr trois femmes malgré ses précieuses liqueurs.

---

(1) BERNIER, *op. cit.*, p. 466.

(2) BERNIER, *op. cit.*, pp. 471 et 472.

Montalcy avait imaginé pour attirer la confiance publique de mentir sur son âge ; il se faisait passer pour beaucoup plus vieux qu'il n'était en réalité et promettait une aussi longue vie que la sienne à tous ceux qui prendraient son baume de vie, remède chimique qu'il vendait aussi cher que possible.

⁎⁎

Un autre ancien valet de chambre, Assegar, chassé de chez une princesse pour infidélité, trouva aussi sa fortune dans le charlatanisme, et il réussit si bien, que la princesse fut bien étonnée un jour quand on le lui présenta comme un de ces médecins qui « vont le trot dans Paris (1) ».

⁎⁎

Colbert eut à son service un certain Gasselier, qui le quitta, pour se faire barbier à Blois. Mais comme « la barberie mène insensiblement à la chirurgie et celle-ci à la médecine », il se fit médecin spagyrique et fit de l'alchimie avec le fameux chimiste du Clos. Il apprit surtout à faire des remèdes à l'usage des dames, puis se servit de purgatifs les plus violents composés de casse, de rhubarbe, mercure dulcifié, et par dessus un bouillon assaisonné de sel végétal (2).

⁎⁎

Le traitement des fistules de l'anus fut une des spécialités exploitée par les charlatans. Le Cerf prétendait

---

(1) Bernier, *op. cit.*, p. 470.

(2) Bernier, *op. cit.*, supplément, p. 46.

les guérir avec une certaine huile de Gaïac (1), mais il
ne réussit guère et demeura pauvre.

*
* *

Son successeur dans la même spécialité fut un nommé
Le Moyne, qui exerçait en 1677, et qui acquit une plus
grande réputation. Il agissait avec un certain caustique
dont il couvrait une petite « tente » qu'il introduisait
ensuite dans l'ouverture de l'ulcère pour en brûler la
circonférence, ayant soin de grossir tous les jours la
tente de manière, qu'à force d'agrandir la fistule, il en
découvrit le fond. Avec de la patience, il guérissait
quelques malades. « Cet homme est mort vieux et riche,
parce qu'il se faisait bien payer, en quoy il avait raison,
car le public n'estime les choses qu'autant qu'elles lui
coûtent : ceux à qui le ciseau faisait horreur se met-
taient entre ses mains, et, comme le nombre de poltrons
est grand, il ne manquait pas de pratiques (2) ».

*
* *

Le Codex a pris soin de faire parvenir jusqu'à nous la
recette fameuse d'un des plus célèbres empiriques du
dix-septième siècle : L'eau de Rabel. Son auteur, d'ori-

---

(1) Le gaïac, remède très à la mode au XVIIe et XVIIIe siècles, était
la résine d'un arbre qui croît à Saint-Domingue et qui était surtout
regardé comme le spécifique de la syphilis.

(2) Dionis, *op. cit.*, pp. 343-344. — N'oublions pas que c'est un
chirurgien qui parle. Le médecin Bernier n'est guère plus tendre pour
lui : « Un des grands officiers de la Robe qui s'imaginait avoir été
guéri d'une fistule à l'anus par le baume infaillible, produit cet
homme pour panser celle que le M. D. Ch. R. avait effectivement et
qu'on ne pouvait guérir que par l'opération et ce croquant l'entre-
prend, mais après quelque temps, le malade est obligé de s'en retour-

gine provençale, était vilain, borgne : « ses traits n'étaient pas seulement irréguliers, mais horribles, il était sans esprit, sans étude, sans religion, au reste bretteur et débauché (1) ». Voilà un portrait que justifie son premier exploit, alors qu'il n'était que maître d'école dans son pays, et qui fût de tuer sa femme d'un coup de mousqueton. Il obtint sa grâce et étudia la médecine chimique avec un Anglais et un Juif, qui l'avaient fait, disait-il, dépositaire de leurs secrets. Il vint donc les exploiter à Paris.

En 1676, il faisait partie du groupe des « Alchimistes » : les Vanens, les Chasteuil, les Cadelan, les Bachimont, et fut compromis avec eux dans le procès de la Brinvilliers. Obligé de quitter Paris à ce moment-là, il s'établit à Avignon, où sa réputation devint si grande, qu'il fut à nouveau réclamé à Paris en 1687 pour donner ses soins à l'intendant Morant. Après ce nouveau passage dans la capitale, et malgré les ordres formels du roi qui lui interdisaient le séjour en France, il se réfugia à Cannes, puis à Nice, où Saint-Mars, gouverneur des îles Sainte-Marguerite et gardien du fameux Masque de fer, se prit pour lui d'une telle amitié, qu'il n'hésite pas à le recommander encore à Louvois (2).

Le ministre refusa d'abord de recevoir Rabel, qu'il prenait pour un fripon, mais celui-ci fit si bien plaider sa cause, qu'il obtint la permission d'expérimenter son

---

ner chez lui, l'intestin tout pourri et la fièvre hétique dans le corps, dont il meurt 15 jours après. Ce qu'il y a de honteux dans l'affaire, c'est que le médecin qui voyait le malade avec ce vilain escarbot n'osa jamais proposer l'opération, de crainte de fâcher l'officier et de perdre sa pratique et celle du malade ». (BERNIER, *op. cit.*, p. 451.)

(1) BERNIER, *op. cit.*, p. 452.

(2) D\u02b3 Henri LECLERC, *L'eau de Rabel dans la presse médicale*, 27 juillet 1921.

eau, soi-disant souveraine, pour le traitement des hémorragies. D'après lui, plus un soldat ne devait mourir de la perte de son sang sur les champs de bataille. On lui permit de faire une expérience sur un soldat des Invalides, auquel on devait couper la cuisse. L'opération faite, on livre le malade à Rabel, qui avait préparé l'appareil à sa mode (1). « Il applique son remède, mais à peine eut-il fini, que le sang inonda les bandages et que le soldat mourut entre ses mains. On fit au roi et à M. de Louvois le rapport de ce qui s'était passé, et défense lui fut signifiée de se servir davantage de son eau. »

Il avait composé un autre élixir, dont les bienfaits innombrables étaient célébrés par des annonces en prose et en vers, que les réclames modernes les plus retentissantes n'ont pas surpassées ; mais quelque temps après il fut arrêté, pour s'être vanté d'avoir de quoi faire avorter toutes les femmes de Paris. Enfermé à Vincennes et puis à Pignerol, il s'échappa avec quelques autres prisonniers ; jouant l'innocence, il revint se présenter, prétendant qu'il ne voulait pas tirer parti de l'évasion. La cour, informée de ce tour, lui fit donner de l'argent et un habit avec ordre de sortir du royaume « et de n'y mettre jamais les pieds. » Il se réfugia en Italie, où il continua à exercer son métier, toutefois avec moins de bénéfices que chez les Parisiens, « gens de grand loisir, crédules et pécunieux (2) ».

*_**

La crédulité des parisiens se manifeste d'une façon encore plus flagrante en faveur d'un paysan de Seignelay,

---

(1) Dionis, *op. cit.*, p. 652.
(2) Bernier, *op. cit.*, p. 452.

petit village de Bourgogne, qui prétendait établir le
le diagnostic le plus sûr par l'inspection des urines. Sa
réputation était telle qu'on lui envoyait de tous côtés et
de Paris même des fioles d'urines qu'il examinait absolument comme les diseurs de bonne aventure prédisent
l'avenir par l'inspection de la main (1). Sa venue à Paris
provoqua un tel enthousiasme que peu s'en fallut qu'on
n'appelât la rue où il logeait « la voye du Salut », « *vicus
salutaris* » [sic] (2). « Je l'ai vu à Paris, dit Dionis, d'où
il s'en retourna, peu content des parisiens, car depuis
ce voyage, les urines ne marchèrent plus si fréquemm-
ment, peu à peu elles oublièrent le chemin, et quelques
années après il ne fut plus question de lui (3) ».

⁂

Les vrais médecins, par ambition et par intérêt, se
jetaient parfois aussi dans la médecine charlatane,
faisant les apothicaires, vendant dans leur logis ou
portant chez les malades des remèdes qu'ils appelaient
leurs secrets ; certains d'entre eux se faisaient même
passer pour des médecins miraculeux. La poudre anti-
coliptique dont parle Guy Patin dans une de ses lettres
est bien l'exemple de la charlatanerie la plus effrontée.

M. Picote de Belestre aurait pu rester un vrai pra-
ticien, mais son caractère violent et emporté le brouilla
avec son Collège. Il vint se réfugier à Paris où il eut

---

(1) Dionis, p. 654.

(2) Bernier, p. 459.

(3) On peut situer ce voyage entre 1680 et 1690, puisque Bernier,
dont la publication est de 1689, en parle comme d'un événement
récent, et que Dionis le fait figurer dans la liste des charlatans qui
infestaient Paris à la fin du xvii° siècle.

bien du mal à se maintenir à cause de la facilité avec laquelle il élevait sa voix de stentor et même quelquefois sa canne sur les gens qui osaient ne pas être de son avis. Il vendait comme un secret terrible une vulgaire infusion de scammonée et était regardé comme le sauveur des hydropiques. Malheureusement il ne s'en tint pas à des remèdes aussi anodins et se servit des « métalliques » les plus violents. Son « gilla de vitriol et son précipité de mercure étaient son (sic) *ratio ultima* et comme ses bombes et ses mortiers ». Ce dernier fit tant de ravages que bien des personnes de haut rang en moururent après un long martyre. Il refusait formellement de conférer avec les autres médecins, les traitant de « perroquets, ânes et turlupins » ; lui seul savait la médecine. On souffrit quelque temps ces manières extraordinaires « tant on aime la nouveauté à Paris (1) » ; mais on finit par s'en lasser, d'autant plus qu'il était loin de tenir ce qu'il promettait auprès des malades. On voulut donc le congédier, mais c'était beaucoup moins facile que de l'appeler ; il rentrait quand même, menaçant de mort les personnes qui lui refusaient l'entrée de leur maison. D'ailleurs, toujours mécontent des rétributions qu'on lui donnait, ce qui ne l'empêcha pas de mourir pauvre, malgré l'entêtement d'un grand nombre de parisiens qui le supportèrent jusqu'à sa mort (2).

***

Le docteur MAUVILLAIN avait été exclu de la Faculté pour avoir défendu contre celle-ci l'usage de l'antimoine.

----

(1) BERNIER, p. 452.

(2) BERNIER, p. 452.

Il y rentra en 1666. Bernier paraît le tenir en mince estime. Il donnait, dit-il, par son aspect général, sa barbe, ses cheveux, ses discours et surtout ses remèdes secrets qu'il tenait toujours prêts pour les femmes et les filles, « l'impression d'un charlatan fieffé ». Un de ses amis voulant éprouver ses secrets, feignit un jour d'être malade et fit semblant de prendre une poudre que Mauvillain lui prescrivit « et qui devait le guérir en bref ». Dès que le médecin vit le prétendu résultat de son remède, il ne manqua pas de s'écrier : « Tu vois, mon ami, où tu en étais ; si tout cela t'était resté dans le corps, c'était fait de toi sans le secours de la médecine. Voilà ce que c'est d'avoir un médecin aussi éclairé (1) ».

⁂

M. Pillon était un docteur dont les manières ressemblaient fort à celles de son confrère ; il montait toujours un gros et grand cheval couvert d'une housse rouge ; il portait un manteau violet et ne connaissait pas d'obstacles à ses traitements.

> Est-ce une maladie ? ah ! qu'elle est attrapée,
> J'extermine les maux au vent de mon épée.

⁂

Lopes s'ouvrait le chemin de la chambre par la dévotion ; c'est de cette façon qu'il réussit à rentrer au service une princesse à laquelle il débita de grands discours sur la foi chrétienne, la piété et en chantant des cantiques (2).

----

(1) Bernier, p. 492.

(2) Bernier, pp. 493-494.

Pourret, d'origine gasconne, était d'une telle imprudence qu'il rentrait dans les maisons même quand on
l'en avait chassé ; aussi fut-il rossé par les valets d'un
prince, grand officier de la maison du roi, mais les
pires traitements ne le décourageaient point ; il résistait jusqu'à ce qu'on acceptât ses remèdes, dont il était
si libéral qu'il en restait toujours assez après la mort
du malade pour en tuer cinq ou six autres (1).

***

Un autre charlatan venu de Caen était aussi petit
qu'Esope et prétendait posséder force remèdes d'Asie
et d'Egypte et même des montagnes de la Lune « où il
avait de grandes visions par le commerce de l'Astrologie (2) ».

***

Maître Dangus promettait de reverdir la vieillesse au
moyen d'élixirs et de spécifiques enchantés auxquels il
ajoutait des tisanes et des pilules « qui tuèrent Mme de
Vaugien, comme une balle au travers du corps. »

***

Un des plus célèbres de ces médecins charlatans fut
M. Desniau, docteur et professeur, qui avait couvert les
murs de Paris d'affiches annonçant qu'il avait des secrets
et des remèdes pour tous les maux et savait bien les

______

(1) Bernier, pp. 495-497.
(2) Bernier, p. 494.

faire valoir ; et il les jugeait si souverains qu'il exigeait toujours d'avance le prix dont il convenait avec le malade (1).

**

La Hollande envoya dans le même temps à Paris un guérisseur du nom d'Helvétius qui conquit la ville sans difficulté à cause de la différence de son physique avec celui des médecins ordinairement pourvus d'une grande barbe, tandis qu'il était complètement rasé, chose fort rare à cette époque, ce qui lui donnait l'air très jeune. Cet aspect anormal lui valut un trait de la part d'un cardinal qui le rencontra chez un malade et qui dit : « J'ai cru la médecine tombée en enfance ». Ses grands secrets consistaient en de l'opium ou du quinquina déguisé et en clystères d'infusion de tabac qui firent périr un grand nombre de personnes (2).

Cet Helvétius prétendait guérir les maux les plus divers par un « or potable » de sa composition. Il le préparait en faisant dissoudre 2 parties d'or dans 32 d'eau régale. Il ajoutait à cette solution 32 parties d'essence de romarin, laissait le tout quelque temps en contact, puis décantait l'huile surnageante, colorée en jaune. Il administrait cette huile dissoute dans l'alcool.

Ce médicament, qui donnait quelques résultats comme cordial et stimulant, devait très probablement ces propriétés, qui faisaient son renom, uniquement à l'huile essentielle et à l'alcool dont il était composé.

---

(1) BERNIER, p. 480.

(2) BERNIER, p. 474 et E. GUITARD, *Colbert et Seignelay contre la religion réformée*, Toulouse, 1912, p. 137.

M. ARLOT dut le succès et la fortune à la collaboration de sa femme et de sa sœur qui vendaient des coiffes ou bonnets nommés *cucufa*, sortes de calottes piquées où l'on faisait tenir entre deux toiles des poudres desséchables pour les intempéries froides et humides du cerveau. Ce qui fit dire à quelqu'un lassé d'entendre vanter ses gains, son carrosse et ses meubles : « Il ne faut pas s'étonner de ce brillant, puisque vous êtes né coiffé, vous et votre femme. »

*
* *

Il est temps de faire apparaître sur le théâtre de nos exploits charlatanesque le personnage le plus intéressant de cette lignée de guérisseurs, Nicolas de BLÉGNY. Blégny exerçait la médecine exactement depuis 1666, mais si nous ne nous sommes pas encore occupé de lui, c'est que ses premières années de travail furent sans éclat et qu'il acquit seulement la célébrité de 1673 à 1682 grâce à ses nombreuses publications.

On n'est pas très fixé sur la date exacte ni sur le lieu de sa naissance ; il dit lui-même qu'en 1683 il avait dix-sept ans d'établissement, ce qui la ferait remonter entre 1640 ou 1642. Peut-être était-il de Lyon, puisqu'il s'intitule sur l'un de ses ouvrages, à la suite d'un faux nom : Abraham de PRADEL, « astrologue lionnois ». Tous les titres de ses publications prouvent seuls le peu de sérieux de sa science et le charlatanisme de ses pratiques.

En 1673, il publie : *L'Art de guérir les maladies vénériennes expliqué par le principe de la nature et de la mécanique,* in-12. En 1676 : *L'Art de guérir les hernies de toutes espèces dans les deux sexes par le remède du*

Roi, et Histoire anatomique d'un enfant qui a demeuré vingt-six ans dans le ventre de sa mère (!!!)

En 1679, il publie un journal médical : *Nouvelles découvertes dans toutes les parties de la médecine,* destiné surtout à faire connaître ses nouveaux remèdes. Un arrêt du Conseil lui ordonna, en 1682, de cesser cette publication ; mais il fit la sourde oreille, car, chose extraordinaire, il était soutenu par Monsieur, frère du Roi, auquel il avait rendu quelques services secrets, par le lieutenant de police La Reynie, et même par le premier médecin de Louis XIV, M. Daquin, qui s'était servi de lui pour faire la description du remède anglais, lancé depuis peu de temps par un certain Talbot, et qui n'était autre que le quinquina. Un nouvel ordre plus formel de 1683 l'obligea à transporter sa publication en Belgique, où elle ne dura que deux mois sous le nom de *Mercure Savant* (1).

Cette gazette était le compte rendu mensuel de l'*Académie des Nouvelles Découvertes,* académie qu'il avait fondée chez lui avec un cours de chirurgie et un cours de pharmacie, et où il donnait des leçons particulières aux élèves apothicaires. Chaque numéro annonçait quelque nouvelle découverte et soulevait contre lui la fureur des médecins et des chirurgiens.

Mais il était si bien protégé, il avait su si bien se mettre en cour, qu'il pouvait se permettre les pires audaces. Les murs étaient couverts de ses affiches annonçant à tout Paris ses élixirs, ses cassolettes, ses « cafetières », avec lesquels il devait faire des miracles (2). Il obtint du chancelier des sommes considé-

----

(1) E.-H. GUITARD, Deux siècles de presse au service de la pharmacie, pp. 30-34.

(2) DIONIS, p. 281.

rables pour faire imprimer son journal et parvint à acheter la charge de chirurgien ordinaire de Monsieur.

Il finit cependant par donner prise à la critique, et ses ennemis ne manquèrent pas d'en profiter. En 1681, en effet, les dissections n'étaient permises qu'à ceux qui relevaient des Académies de médecine ou de chirurgie. En décembre de cette même année, la Faculté fut avisée qu'un certain Desnoues, qui, en qualité de membre de l'Académie des nouvelles découvertes, fondée par Blégny, donnait des leçons aux étudiants, s'était fait apporter, dans une dépendance de cette Académie, le corps d'une petite fille de 5 ans, et avait commencé la dissection. Desnoues arrêté chargea Blégny, qui lui-même rejeta toute la responsabilité sur Desnoues. Blégny fut obligé de se défendre avec véhémence, car son crédit avait bien diminué à la suite d'une démarche faite par M. Liénard, doyen de la Faculté de médecine, auprès de Monsieur et de la Reynie (1). Sa plaidoirie se trouve toute entière dans un factum où il défend surtout ses livres et ses remèdes que l'on avait violemment attaqués ; il se montre particulièrement ardent à prouver l'excellence d'un cordial « auquel il a donné la forme d'opiatte, et qui ne serait, à entendre ses ennemis, que l'orviétan dont il aurait acheté le secret à Hiéromino Cei, son ami et compère. Il nie aussi avoir été complice dans une affaire d'empoisonnement comme il y en eut tant à cette époque, disant qu'il était en Flandre, près de S. A. R. Monsieur, lorsqu'on publiait qu'il était à la Bastille pour poison ». Une note manuscrite au bas du factum nous dit que l'arrêt fut rendu sur le rapport de

---

(1) *Livre commode des adresses pour 1692*, par BLÉGNY. Introd. de M. E. FOURNIER.

M. Auproux, le 12 juillet 1683, mais n'ajoute pas s'il fut ou non favorable. Il dut l'être, car quelques mois après, Blégny reprend ses publications avec plus d'impudeur que jamais. En 1684, il fait paraître un *in-12* avec ce titre singulier : *La doctrine des rapports, fondé sur les maximes d'usage et sur la disposition des nouvelles ordonnances.*

Blégny, à qui la chirurgie n'avait pas réussi, avait fondé à Pincourt (Popincourt), aux environs du faubourg Saint-Antoine, une sorte de maison de santé avec jardin de plantes médicinales, « une manière d'hôpital pour les étrangers malades, où pour une certaine somme par jour, ils devoient être logez, nourris et pansez, et médicamentez (1) ». Près de cette maison logeait un certain prieur de Cabrières (2), qui s'occupait aussi de remèdes, et en avait trouvé qu'il disait efficaces, et dont il en avait livré le secret au Roi, à condition que le public en profiterait pour rien. Blégny les accapara et les vendit avec ses propres drogues. Il fut arrêté de nouveau et mis à la Bastille : « pour s'être voulu meslé d'enseigner la manière d'user des remèdes que le prieur de Cabrières avait donné au Roy et que S. M. fait distribuer gratuitement. Il avait dit des impertinences (3) ». C'est pour cela que le médecin Bernier l'appelle « le bastillé et le bastillable (4) ».

------

(1) Dionis, p. 283.

(2) Charlatan lui-même, le prieur de Cabrières est mentionné plus loin.

(3) *Lettres historiques et anecdotiques, manuscrites du 15 janvier 1686,* in *Livre commode des adresses* de M. de Blégny. Introduction par M. E. Fournier.

(4) Le médecin Bernier, qui malmène si fort les charlatans dans ses *Essais de médecine,* chap. XVI : « Des Charlatans prétendus médecins et des médecins charlatans » paru en 1689, n'y nommait pas

L'année d'après il publie un livre assez anodin : *Le bon usage du thé, du café et du chocolat pour la préservation et la conservation des maladies*, in-12. En 1688, deux petits volumes : *Secrets concernant la beauté et la santé*, qui ont fait dire à un de ses biographes : « Le titre seul annonce le charlatanisme, les vrais médecins ne connaissent pas de secrets ».

Enfin, en 1691, Blégny lance son *Livre Commode*, tentative particulièrement intéressante, puisqu'elle constitue le premier essai de livre d'adresses ; c'est le premier ancêtre de nos annuaires. A dire toute la vérité, Blégny avait bien pris modèle sur un livre anglais du même genre et qui paraissait à Londres depuis 1677. Mais il se garde d'en parler, ce silence faisant partie de ses procédés d'accapareur et de faiseur.

Ce livre qui contenait les « séances et les vacations des tribunaux, le tableau des nouvelles monnoyes, etc... et en général toutes les commodités sujettes aux imitations » est intitulé : *Les Adresses de la Ville de Paris avec le Trésor des Almanachs, livre commode en tous temps, en tous lieux et en toutes conditions, par Abraham du*

Blégny, mais le désignait à mots couverts, et pour s'y reconnaître, celui-ci n'avait eu que l'embarras du choix ; aussi se venge-t-il dans son *Livre des adresses* par ce passage imprudent : « *L'Histoire de la médecine et des médecins* nouvellement publié par M. Bernier, se vendchez Simon Langrogne, rue Saint-Victor. Les premières parties de ce livre étant comme un extrait du dictionnaire historique de Morery, on le lit avec plaisir jusqu'à l'endroit où l'auteur a donné de fortes atteintes à l'honneur de gens vertueux et recommandables, dont apparemment il veut se distinguer ». Les gens vertueux et recommandables étaient Blégny et ses semblables. Bernier se vengea en le nommant dans l'*Anti-Menagiana* publié en 1673, et celà dès sa préface, page 16, où, parlant de son Almanach, il dit : « L'auteur en est Blégny, le bastillé et le bastillable ». Plus loin, pp. 230-231, autre attaque contre l'homme et son livre ». (*Livre commode des adresses*. note de M. FOURNIER, p. 155.)

Pradel, astrologue lionnois. La 2e édition de 1692, porte : *Livre Commode contenant les Adresses de la Ville de Paris et le Thrésor des Almanachs pour l'année bissextile 1692, par Abraham du Pradel, philosophe et mathématicien.* Le nom était aussi imaginaire que les titres ; il n'était pas plus philosophe qu'astrologue, et son vrai nom était Nicolas Blégny, auquel il ajoutait complaisamment la particule.

Ce serait une erreur de croire que Blégny entreprenait cette publication dans un but humanitaire ; son seul désir était de faire sa propre réclame en énumérant et vantant dans son livre tous les remèdes qu'il fabriquait et vendait. Il eût beaucoup de mal d'ailleurs à obtenir le succès, car si les étrangers et les provinciaux qui ignoraient tout ce qu'il y a de bon et de beau à acheter à Paris, comprirent vite l'utilité du *Livre Commode,* il n'en fut pas de même des marchands Parisiens qui s'opposèrent à ce que leur nom fut ainsi publié sans leur permission. Cette indignation paraîtrait aujourd'hui bien singulière, mais la réclame n'était pas encore tout à fait passée dans les mœurs. Les plaintes furent si nombreuses, que le livre fut saisi deux mois après la 2e édition, le 24 février 1692. Blégny en reçut le coup de grâce ; il quitta Paris pour Angers ; il y fut arrêté et resta huit ans prisonnier au château. Puis il se retira à Avignon, sur la terre papale, où il mourut en 1722, à 80 ans (1). « Il était bien fait, toujours proprement vêtu, il parloit et écrivoit très aisément ; il étoit studieux, inventif et laborieux, et s'il avoit fait un bon usage des avantages qu'il avoit, il n'auroit pas fait une fin aussi malheureuse (2) ».

____

(1) FOURNIER, Introd. du *Livre commode* de 1692.
(2) DIONIS, *op. cit.,* p. 283.

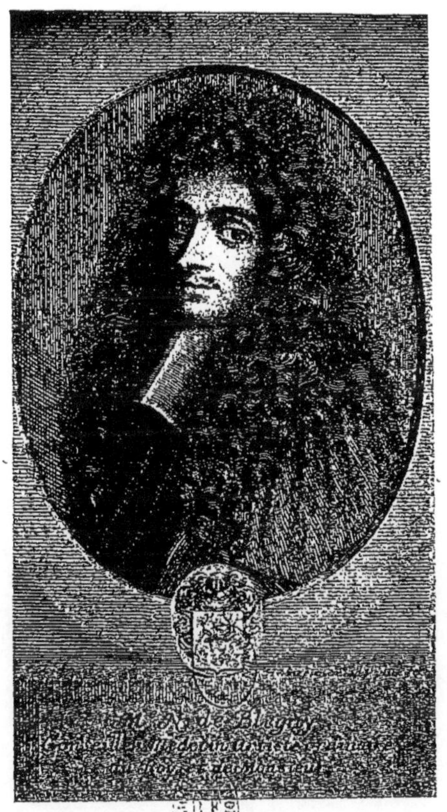

PORTRAIT DE BLÉGNY

(Bibl. Nat. Dép. des estampes, Collect. des portraits).

Malgré son existence éphémère, le *Livre Commode des Adresses* de 1692 va nous fournir les plus précieux renseignements sur les talents de Blégny en thérapeutique. Nous verrons qu'il se les accorde tous sans exception et que, pareil aux plus vulgaires charlatans, il guérit toutes les maladies.

Il commence d'abord par nous donner une liste des succès obtenus par ces remèdes l'année précédente (1).

---

(1) Succès des remèdes indiqués l'année précédente :

« L'Auteur étant persuadé qu'entre tous les besoins ausquels il s'est proposé de pourvoir il n'y en a point de plus puissans que ceux qui concernent le rétablissement de la santé, il a jugé qu'on trouverait ici avec plaisir une relation qu'il tient de son libraire par qui elle est certifiée véritable, puisqu'elle contient un grand nombre de cures merveilleuses opérées dans le courant de l'année précédente par l'usage des remèdes spécifiques qui avoient été par lui annoncez.

« Plus de 30 personnes de l'un et de l'autre sexe accablées par les Rhumatismes habituels et inveterez, par la Sciatique, par les Gouttes des pieds et des mains, et par des douleurs causées par les panacées et autres poudres mercurielles, ont été parfaitement guéries en peu de jours, par l'usage des Etuves vaporeuses et de la liqueur anodine marquée à la page 51.

« Autant en est-il arrivé à une paralitique qui avoit d'ailleurs au bras droit des *nodus* d'une prodigieuse grosseur, les membres paralitiques ayant été parfaitement rétablis et les nodositez entièrement dissipées dans l'espace de 5 semaines.

« Ces remèdes ont encore opérés dans un jeune homme à peu près dans le même espace de temps, la guérison de la goutte des pieds et la dissipation des loupes et tumeurs froides qu'il avait aux deux genoux.

« Un homme d'une particulière considération, en qui il s'étoit fait un effroyable dépôt d'humeurs sur les jambes, après avoir fini par le quinquina des vapeurs dont il étoit tourmenté a été parfaitement guéri en 6 semaines par la liqueur vulnéraire quoiqu'extraordinairement replet, non seulement de cette fluxion, mais encore de plusieurs grands ulcères qu'elle causa subitement avec mortification de la peau et des chairs accompagnez d'une fièvre terrible et d'un vomissement continuel que le quinquina avoit causé.

« L'un des domestiques de ce malade fut guéri dans le même temps d'une Hidropisie formée en deux prises d'un Sirop spécifique.

« Plus de 50 personnes ont été guéries de Décentes de Boyaux, les unes en un mois ou 5 semaines en faisant retraite à la maison de Pincourt, les autres fois en six mois ou environ en vacquant à leurs

Plus loin, au chapitre *Médecine ordinaire*, il nous dit que M. de Blégny est établi au jardin médicinal de Pincourt, « mais qu'il tient bureau rue Guénégaud, tous les jours, de relevée. Il est fort renommé pour les décentes, les maux vénériens, pour les maladies des

----

affaires par les bandages et par les emplâtres de la Manufacture Royale.

« 22 Malades accablés d'une longue suite de cours de ventre, de flux de sang et de dissenteries, ont été guéries sans retour et sans ressentir la moindre incommodité, avec une ou deux prises d'un vin composé qui nourrit comme le vin ordinaire.

« On a pareillement guéri un grand nombre de fébricitans par l'usage de la Liqueur fébrifuge.

« On a d'ailleurs guéri par la liqueur balsamique en deux femmes différentes un ulcère formé dans la matrice; et par cette même liqueur, aidée de grains balsamiques, un grand nombre de personnes de Gonorrhées habituelles et de Pertes blanches.

« Onze personnes ont été parfaitement guéries de la grosse maladie sans régime et sans retraite par le seul usage du mercure d'or.

« Rien n'est plus commun que de voir des gens guéris sur le champ et pour jamais de la douleur, de la carie des dents, par l'application de l'essence végétale.

« Une religieuse qui vivait depuis 14 mois que de 3 cueillerées de bouillon par jour, chacune d'elles luy coutoit un martire par les sanglots et mouvements convulsifs qu'elle luy causoit pendant plus d'une heure et les douleurs d'estomach qu'elle ressentit ensuite, fut soulagée très considérablement dès la première prise de l'opiatte digestive et se trouva après la deuxième en état de faire 2 grands repas par jour aucune incommodité.

« Deux poulmoniques ont été parfaitement guéris par l'usage de la Couserve pulmonique.

« Une fistule lacrimale accompagnée d'un flux de larmes involontaires a été guérie en peu de jours sans opération par une simple promenede ». (*Livre Commode*, pp. 11-14.)

En 1647, un charlatan avait inventé un bandage dont il promettait merveille. Les *Annales du Bibliofile*, t. I, p. 38, en ont publié l'affiche qui en énumérait les miracles.

En guérissant la « grosse maladie » par le mercure, Blégny était arriéré. Locke, lorsqu'il vint à Paris, vit affiché sur les murs l'annonce « d'un remède sans mercure » pour lequel le roi avait accordé un brevet dont le duc de Bouillon avait le bénéfice, et qui datait du 7 septembre 1667. (Voy. dans la *Vie de Locke*, par lord Ring, un extrait de ses Voyages à la date du 13 février 1679.) — (Notes de M. Fournier, in *Livre Commode*).

femmes et des enfants, pour les hidropisies, pour les rheumatismes invétérés et généralement pour les maladies extraordinaires. »

Comme chez tous les empiriques, les deux grandes spécialités de Blégny étaient donc les maux vénériens et les « descentes ». Dans la préface d'une comédie de Palaprat, jouée en 1697, et intitulée : *Les empiriques*, l'auteur prétend que l'on faisait courir, en manière de réclame, des petits Savoyards distribuant des billets ainsi conçus : « M. Mercurini, Napolitain, guérit sûrement, promptement, agréablement, sans obliger à garder la maison toutes sortes de maladies secrètes.... M. Mercurini voit les hommes, Mme Mercurini voit les femmes. »

N'est-il pas facile de reconnaître sous ce pseudonyme notre Blégny, qui nous a lui-même présenté son spécifique mercuriel comme guérissant, « sûrement, promptement, etc. (1) ».

Pour les descentes, on commentait fort dans les milieux médicaux les nouveaux bandages à ressorts ou « brayers » dont Blégny réclamait la découverte. Il s'était occupé aussi des chutes d'intestins et prétendait les guérir de pittoresque façon (2).

Bien qu'occupant la place prépondérante dans cette

---

(1) *Livre commode*, Note de M. E. FOURNIER, p. 470.

(2) Cautères à appliquer à l'anus pour empêcher la chute de l'intestin : « Le sieur Blégny qui ne manquoit pas d'invention, vouloit qu'on retint le boyau dans sa place avec le jabot d'un coq d'Inde, lequel on soufflioit pour le faire enfler après qu'on l'avoit introduit dans l'anus, ce qui empêchoit bien que le boyau ne descendit. Mais comme il faut ôter cette machine-là et la remettre toutes les fois que le malade veut aller à selle, et que c'est dans de telles occasions que le boyau retombe, je la croy de peu d'utilité, et très incommode à s'en servir, d'autant plus que les compresses et le bandage font le même effet et ne sont pas si embarrassants ». (DIONIS, *Cours de chirurgie*, p. 329.)

période de vingt années (1673-1693), Blégny avait des concurrents, peut-être moins célèbres que lui, mais dont les exploits ne sont pas moins dignes de figurer au même rang que les siens.

Voici d'adord un italien, le chevalier Borri, qui commença ses tours à Milan et ne vint à Paris qu'après avoir échappé plusieurs fois aux sentences de l'Inquisition. Comme la plupart de ses pareils, sa hardiesse le fit entrer en faveur auprès des personnages les plus illustres de la cour, ce qui lui rapporta gros, malgré son peu de savoir et ce qui fit dire : « Jamais coureur ne fit tant de bruit et si peu de cures (1) ».

✳✳

TREFFEL, allemand d'origine, remplit Paris d'affiches qui proclamaient ses talents, lesquels s'exerçaient non seulement sur toutes les maladies secrètes, mais sur toutes les affections. Très téméraire, il ne craignait pas d'employer les substances vénéneuses ; l'ellébore, l'antimoine et les sels arsenicaux tenaient une large place dans son arsenal pharmaceutique. Il mourut d'une de ses propres drogues en voulant convaincre un malade de son efficacité.

✳✳

M. de BEAURINS, un vrai apothicaire auquel les produits de son officine ne suffisaient plus, se fit médecin « par vanité et par intérêt ». Avant même de quitter sa boutique, il se distinguait de ses confrères par son luxe et son carrosse ; il se mit à soigner avec succès toutes les maladies secrètes et devint très célèbre après la

---

(1) BERNIER, *op. cit.*, p. 456.

mort de cinq ou six personnes de qualité qu'il avait soignées (1).

*_**

En 1680, les médecins de Bruxelles rendaient à leurs confrères parisiens le témoignage suivant au sujet d'un livre publié par un certain marquis de Caretto : « Messieurs, nous avons reçu votre lettre du 9 juillet dernier et après avoir mûrement examiné les deux livres du maître Nicolas Volicé, patrice Romain, que vous nous avez envoyés, nous avons jugé qu'ils ne contenaient presque rien de solide ni d'utile au public, mais qu'au contraire, ils étaient remplis de sottises, de faussetés et de tromperies pour duper la populace et les idiots, — pourquoi nous vous donnons le conseil d'Ovide, qui veut qu'on étouffe d'abord les semences du mal, et qu'on prévienne les fougues d'un cheval rétif. Vous n'avez que trop de force pour briser cet Hercule de papier et pour détruire ce charlatan de nouvelle fabrique. Fait le 2 août 1680 (2) ».

---

(1) « Mais comme on se lasse de tout à Paris, il ne fut pas tant à la mode quand il commença de vieillir et qu'il fallut faire place à des charlatans plus modernes. On l'aurait même entièrement oublié dans cette ville deux ou trois jours après sa mort si les dames n'eussent agréablement conservé la mémoire de ses secrets. Nous avons remarqué en parlant des anciens méthodiques qu'ils n'avaient pour toute doctrine que leurs deux communitez, *astrictum* et *fluens;* c'est ainsi que notre Rainsbeau (surnom-anagramme donné par Bernier à de Beaurins), manière de méthodique, pratiquait ces deux grandes communitez et c'est pour cela que cet Adonis des beautés malades fut regretté non seulement des mille Vénus et des amours mêmes, mais encore de tout le genre vénérien pour lequel il mourut trop tôt ». (Bernier, *op. cit.,* p. 458.)

(2) « Les acesseurs du Collège de Bruxelles ont signé, ce qui obligea un poète à faire ce madrigal :

<blockquote>
Enfin les doctes Facultés
Vengent les médecins sans sujet insultés
Volice, terrassé par cette rude attaque,
</blockquote>

Ce prétendu marquis était un italien qui vendait deux louis la goutte d'une eau merveilleuse avec laquelle il traita la Dauphine et le maréchal de Luxembourg ; celui-ci ayant été un peu calmé avant de mourir par quelques gouttes de ce remède, on ne parlait rien moins à Paris que d'élever une statue à son auteur (1). Appelé à Tournay auprès du gouverneur de la Citadelle dont il devait guérir la femme, il y publia des ouvrages qui lui valurent le jugement sévère des médecins bruxellois. Il s'en tira en déclarant dans un factum que, « s'étant attiré l'envie des médecins par sa science et les grâces que Dieu lui avait faites, qu'il était las d'affaires au point de ne vouloir plus faire de médecine qu'à ses amis et aux pauvres, ce qui ne l'empêche pas de continuer à prendre de l'argent et même à se faire payer d'avance, ce qui lui attira nombre de querelles, de procès et de duels (2) ».

En vain pour se remettre étale son savoir
Dans un livre nouveau nommé *La Thériaque*
Qu'il débite à qui veut s'ennuyer à le voir.
Le dessein d'un tel livre est facile à comprendre
Et si vous le voulez savoir
C'est qu'il ne manque plus à l'auteur que de vendre
Ou de la thériaque ou de l'orviétan
Pour être un parfait charlatan ».
(BERNIER, *op. cit.*, p. 430.)

(1) DIONIS, p. 654.

(2) « Il promet de guérir un conseiller au Parlement de M..., en trois mois, moyennant 1.500 écus et s'il en reçoit 500 comptants en provision, le reste payable après guérison, pourquoi on convient d'arbitres. Après de ce temps, le malade n'allant pas mieux, il reconnaît qu'il est allé trop vite et se contente de 500 écus. Au bout de huit jours, il envoie au conseiller un certain apothicaire avec une note de 600 à 700 livres pour remèdes fournis selon ordonnance de M. le Marquis-Médecin. Le conseiller va demander raison au marquis qui prétend ne pas le connaître, lui dit que ce n'est pas son affaire et qu'il se débrouille avec l'apothicaire. La discussion s'échauffe et le marquis s'en tire en ouvrant sa fenêtre pour prendre à témoins les passants de ce que le conseiller venait le provoquer malgré les défenses de S. M. ». (BRENIER, *op. cit.*, p. 284.)

Deux notes émanant de cet homme illustre sont conservées à la Bibliothèque Nationale. Ce sont deux prospectus proclamant les vertus de cette eau merveilleuse. Nous les reproduisons aux Pièces justificatives, où on pourra en les lisant comprendre et approuver l'opinion du médecin Bernier, qui disait en parlant de ces imprimés : « Ce n'est que galimatias ; il n'y a ni dessein, ni ordre, ni sens, ni orthographe, ni pureté de langage. »

*
* *

Comme son contemporain Caretto, APREMONT se fit passer pour gentilhomme afin de réussir auprès de la clientèle noble et d'en imposer aux bourgeois. Il prétendait refaire le foie soi-disant pourri d'un malade affligé d'un abcès au mésentère ; pour cela, il le met à un régime composé de force soupe, ragoût, vin et de purgatifs les plus violents pour lesquels il se fait donner 100 écus, et 100 louis pour les remèdes. Les chirurgiens appelés découvrirent un abcès à l'anus, mais le charlatan déclara qu'il aurait aussi bien fait l'opération que les chirurgiens et qu'il avait des baumes incarnatifs capables de réincarner le foie par leur vertu spécifique. La mort du malade les mit tous d'accord (1).

*
* *

Dans le chapitre de son *Livre commode*, qu'il intitule « Médecine empirique », Blégny nous donne les indi-

---

(1) BERNIER, *op. cit.*, suppl. p. 48.

cations suivantes : « Il n'y a presque à présent que des ecclésiastiques qui pratiquent à Paris cette sorte de médecine (1) ». C'est un renseignement particulièrement exact pour la période à laquelle nous sommes arrivés. Aussi disait-on communément que ces pieux guérisseurs faisaient bonne figure à Paris « bien plus par leurs maléfices que par leurs bénéfices (2) ».

Ce fut le cas d'un abbé SANGUIN, dont la réputation fut d'assez courte durée, malgré ses attaches aussi multiples que ses talents (3).

L'abbé ROSTAGNY était un ancien clerc du Luxembourg qui composa des chansons, des « recipez » (4) et même des ouvrages de théologie et de controverse. Sa verve charlatanesque était telle qu'on la comparait à celle d'un Polichinelle ou d'un Brioché, « à condition que la farce ne durât pas plus d'un quart d'heure ».

**

L'abbé du MAS, dit communément le « GRAND-BARBE », était, disait-il, devenu savant en Turquie. L'usage de ses secrets ne lui procura guère que quelques mois d'emprisonnement, ce qui n'empêcha pas qu'on le

---

(1) *Livre commode*, p. 156.

(2) *Bénéfices* est pris ici dans le sens de *dignités sacerdotales* et non de *bénéfices commerciaux*.

(3) « Il est dans l'Eglise par un petit bénéfice, dans la noblesse par la naissance, dans la justice par les procès, dans la spagyrie par le laboratoire, dans le Tiers état par la vente et la distribution de ses remèdes ». (BERNIER, *op. cit.*, pp. 463-464.)

(4) Des ordonnances médicales (du mot latin *recipe = prends*, qui amorçait toutes les formules à l'usage des apothicaires).

consultat encore, après son relâchement, sur « des matières qui n'étaient ni de son bréviaire ni de sa loy ».

*
**

L'Italie envoya encore à Paris un autre abbé, simple *frater* apothicaire de Rome, où ses talents consistaient à porter des juleps et des clystères. Ammonio rentra au service du beau-frère de l'abbesse de Chelles, dont il gagna les bonnes grâces au point qu'il lui persuada de se défaire de son abbaye en sa faveur. Il s'y établit et connut un succès que justifiait plus son physique que ses connaissances thérapeutiques(1). Madame de Sévigné en parle dans des termes enthousiastes : « Ma chère, c'est un homme de vingt-huit ans dont le visage est le plus beau et le plus charmant que j'ai jamais vu ; il a les yeux de Mme de Mazarin et les dents parfaites ; le reste du visage comme on imagine Rinaldo, de grandes boucles noires qui lui font la plus agréable tête du monde. Voilà mon joli médecin ; il est habillé comme un prince et bon garçon au dernier point. »

*
**

Bien plus avisé que ses confrères « qui s'entregâtent par le nombre », l'abbé Gendron resta peu dans la capitale. Dès que sa réputation fut établie, il alla commander à Orléans où on obéissait à ses ordres, et où on venait de Paris même le consulter comme un oracle,

---

(1) Bernier, p. 465.

car il répondait aux questions les plus difficiles de la médecine (1).

⁎⁎

La réputation de tous ces abbés fut de courte durée, toute la faveur des parisiens allant à ce moment là vers deux médecins religieux, à la science desquels Louis XIV lui-même accordait un tel crédit qu'il les avait logés dans son palais, les fameux capucins du Louvre. Leur vogue fut extraordinaire, et la lecture des Lettres de Mme de Sévigné seule prouverait la quantité de cures qu'ils entreprirent tant leurs noms reviennent fréquemment sous la plume de la marquise.

Un moine, médecin de l'Université de Padoue, le père AIGNAN, en religion père TRANQUILLE, revint d'un voyage en Orient, et répandit le bruit qu'il en rapportait des secrets précieux inconnus aux autres hommes. Il

---

(1) Un autre charlatan, GALLE, était établi à Blois. Voici le trait qui le rendit le plus célèbre : la femme d'un cabaretier était infirme. Galle appelé à la soigner, lui administra d'abord force remèdes et lavements « qui introduisaient dans son corps des vers et des bêtes « qu'il prétendait en faire sortir ». La malade subjuguée, croit à sa guérison, mais l'imagination ne suffisant pas, le mal revint et le charlatan prétend pouvoir le guérir encore, mais au moyen d'un remède dont un seul homme au monde a le secret, ce qui explique son prix excessif. Il fait donc semblant d'écrire à Paris à un certain Barlet pour avoir l'*extrait balsamique, quintessencié dans la noix malabatrum*, et, quelques jours après, une lettre supposée de Barlet envoie la panacée moyennant 100 louis d'or (prix de faveur), car il ne la donne ordinairement que contre 120 (cent vingt louis) qu'on fait semblant d'envoyer à Paris, mais que Galle partage avec des officiers des Aides, ses complices. — Le mal persistant, le cabaretier et sa femme, pris de doutes, écrivent à Barlet qui répond qu'il est bien le seul dispensateur de l'extrait balsamique, mais qu'il n'en a jamais envoyé au médecin de Blois. L'affaire est portée en justice, mais les officiers des Aides compromis font faire un accommodement, moyennant quoi on offre au cabaretier 60 louis de compensation, en lui faisant croire à l'insolvabilité de ses adversaires ». (BERNIER, *op. cit.*, p. 477.)

s'adjoignit un autre Capucin, le père ROUSSEAU, et tous deux arrivèrent à capter la confiance du prince de Condé, qui les présenta au roi et obtint pour eux non seulement une pension de 1.500 livres, mais un appartement et un laboratoire au Louvre (1). Ils y travaillèrent pendant deux ans et composèrent une foule de remèdes dont tout le monde voulut se servir (2).

La renommée des Capucins du Louvre ne résista pas à quelques essais malheureux malgré les puissants appuis qu'ils possédaient à la cour. Leur plus grand complice, un secrétaire d'Etat, fut leur dernière victime. Malade, crachant le sang, il se confia aux Capucins qui prétendirent le guérir avec quelques gouttes de leur huile, mais on eut beau baisser la dose, il mourut. « Après cela, les médecins comme toutes choses n'ont qu'un temps à Paris, eurent ordre de déloger du Palais et reçurent leur obédience pour quelque Quimper, de la main d'un homme qui n'avait pas la barbe comme la leur (3) ».

*
* *

En consultant encore le *Livre commode* de Blégny et cette fois comme nous le ferions d'un annuaire moderne, nous trouvons le nom et l'adresse des empiriques qui exerçaient à Paris l'année 1692. Ce sont : MM. l'abbé

---

(1) « AIGNAN, médecin de l'université de Padoue dans le siècle dernier avec le titre de médecin ordinaire du Roi de France et du prince de Condé. Il avait commencé par être Capucin et était connu dans son ordre sous le nom de père Tranquille. Il était un des deux Capucins dits *du Louvre* pour y avoir travaillé en chymie, l'an 1678. Il est mort à Paris le 3 janvier 1709 à 65 ans ». (*Bibliothèque littéraire, historique et critique de Médecine ancienne et moderne. J. F. CARRIÈRE, t. I, p. 51, 1778.*)

(2) Madame de SÉVIGNÉ, Lettre du 20 juin 1635, t. VII, p. 411.

(3) BERNIER, p. 515.

Guiton, Fayolle, M. le curé d'Ivry, le prieur de Cabrières,
le frère Ange et le frère Pierre des Jacobins.

*
* *

Le père GUITON est un des plus célèbres charlatans
religieux. C'était un Cordelier qui apprit dans un livre
de chimie à faire des remèdes, et qui chercha ensuite
à les distribuer : ses supérieurs lui permirent de les
vendre à son profit à condition qu'il en fournît gratis à
ceux du couvent (1). Ce métier lui rapporta gros, puisque après avoir jeté le froc aux orties pour devenir abbé
de Cluny, il mit en réserves, outre ce qu'il avait donné
à son supérieur pour avoir le droit de tenir boutique,
plus de soixante mille livres (2). C'était un homme
grand, gros, gras, bien vêtu, frais et découplé, dit
Bernier ; on le consultait comme un oracle, et il donnait
ses consultations avec force mystères et mômeries,
ordonnant à ses élèves de lui faire passer aveindre certaine boîte et rêvant profondément lorsqu'elle était
posée sur le comptoir de son officine, se jetant sur un
prie-Dieu, méditant d'un air extasié, disant qu'il aura
encore besoin de certaine poudre que l'élève cherche
fort diligemment. Bernier insiste sur toutes ces cérémonies et sur le relief apporté par ces comédies aux
remèdes les plus ordinaires. Bon système, qui réussit
parfaitement à cet abbé, dont la demeure, nous dit Blégny, était à l'Arsenal.

*
* *

« M. l'abbé FAYOLLE demeure rue Mazarin (3) ». Il n'y
avait pas de maladie qui résistât au traitement de cet

____

(1) DIONIS, *op. cit.*, p. 656.
(2) BERNIER, *op. cit.*, suppl. p. 56.
(3) *Livre commode.*

empirique qui poussait l'impudeur jusqu'à prétendre soulager tous les maux par l'application sous le bras d'une boîte contenant une taupe.

⁎⁎

« M. le curé d'Evry (village de Brie) donne avec permission une boisson sudorifique par la chaleur de laquelle il tâche de consommer les causes des maladies (1).

⁎⁎

Voici maintenant le fameux prieur de Cabrières, voisin de Blégny à Popincourt. Dans l'édition de 1692 du *Livre des Adresses,* celui-ci le traite très cavalièrement : « Assez près du jardin médicinal de Pincourt, dans la rue de la Roquette, il y a un prieur qui s'entremet de médecine et qui se dit très habile. » En 1692, il informe qu'il « est fort recherché pour un apéritif propre à déboucher les plus fâcheuses opilations des deux sexes (2) ».

Bernier qui le désigne sous le nom de « Mérindol », ne le ménage pas plus que ses confrères : « Il fut l'oracle de sa province », dit-il. On le consultait de tous les pays, et arrivé à Paris, il fut aussi écouté sans conteste et sans que personne s'avisât de discuter ses secrets ; « on les admira de près comme de loin, sur de simples étiquettes (3) ».

Quoiqu'il en soit, ce fut la grande réputation qu'il avait acquise dans sa province qui le fit appeler à la cour, où le roi le reçut et lui fit donner ses secrets pour la guérison des hernies (4).

---

(1) Bernier, *op. cit.*
(2) *Livre commode,* 1692, p. 157.
(3) Bernier *op. cit.,* p. 468.
(4) Voir ci-dessous, chap. iii.

Madame de Sévigné vante son emplâtre dans plusieurs de ses lettres : « M. de Louvois, dit-elle, a en lui une foi entière, Madame de Montespan, Madame de Maintenon tous les ministres n'en ont pas moins... ». Le prieur de Cabrières fut présenté au roi en avril 1680 par le duc de Bouillon et on lui confia Mlle de Fontages, malade d'une perte de sang très opiniâtre (1).

Le chirurgien Dionis, plus indulgent que Bernier, semble partager l'enthousiasme général pour les remèdes du fameux prieur ; il les traite de panacées.

*
* *

Il est beaucoup plus sévère pour le frère ANGE, duquel Blégny donne cette brève indication : « Le frère Ange, Capucin qui distribue une opiatte et un sirop mésentérique et épatique, est résident au faubourg Saint-Jacques (2) ». Ce Capucin (3) avait été garçon apothicaire, et toute sa science ne consistait que dans la composition de quelques remèdes et principalement d'un sirop qu'il faisait prendre à tous ceux qui avaient recours à lui, et d'un sel végétal qu'il disait infaillible. Le bruit de ses guérisons était grand et ses bénéfices aussi puisque « le gain du frère Ange est monté à plus de douze mille livres par an sans compter ses présents (4) ». Aussi sa réputa-

------

(1) Lettres des 26 avril et 6 mai 1680.

(2) *Livre commode.*

(3) Anatole France, dans « La Rôtisserie de la reine Pédauque » a composé un amusant portrait d'un certain « Frère Ange, capucin indigne » qui quêtait dans la rue Saint-Jacques. — Il est difficile de ne voir là qu'une simple coïncidence et il est probable que notre grand maître, chercheur avisé et profond érudit, s'est inspiré des textes où nous-même avons puisé.

(4) BERNIER, *Suppl.* p. 58.

tion vint-elle jusqu'à la cour, où la Dauphine le consulta, mais ses remèdes ne lui ayant apporté aucun soulagement, il fut congédié et s'en retourna, tout chagrin de ce que la Dauphine n'avait pas eu autant de confiance en lui que les bonnes gens de son quartier (1).

**

Enfin, le dernier empirique nommé par Blégny, le frère PIERRE des Jacobins « qui fait des recherches dans la chimie », était domicilié au faubourg Saint-Germain.

**

Malgré la liste déjà longue de ces abbés, moines ou médecins, nous n'en avons pas fini encore avec les charlatans religieux de la fin du dix-septième siècle.

Un disciple de l'abbé GUITON, le frère C..., de Rouen, était le fils d'un chirurgien de village ; il avait des remèdes pour toutes les maladies ; sa panacée ordinaire était une limonade à laquelle il joignait le sel polichreste et du séné pour la rendre purgative. Il colportait aussi un bonbon de cerfeuil et ne se gênait pas pour administrer de l'opium et du quinquina sous des formes déguisées, car ces deux remèdes étaient encore très mystérieux (2).

**

Un autre ecclésiastique, l'abbé de BELZE, mérita le surnom d'abbé Collet par sa coquetterie et la difficulté

---

(1) DIONIS, *op. cit.*, pp. 657-658.

(2) « Quant à sa remède et à sa boutique, il porte tout avec lui, en quoi il s'éloigne fort de la règle. Car au lieu que les 12 séraphiques pochettes ne doivent avoir d'autre usage que ceux que l'histoire des pochettes nous marquent, il les fait servir aux remèdes et instruments

qu'il y avait à le contenter en matière de collets : il en déchira neuf en une matinée. Entré dans un couvent où il ne resta que six mois, il passa chez M. l'évêque de Bayeux, en qualité d'aumônier : c'est là qu'il fit ses premières armes en matière de médicaments, car il apprit d'un frère infirmier à fabriquer le *crocus metallorum* (1), qu'il se mit à vendre, et quelques personnes déclarèrent le remède excellent, entre autres le marquis de Bellefonds qui, atteint d'un rhume opiniâtre, réclama ses soins. L'aumônier médecin lui ayant fait rendre quelques pituites pourries, il lui déclara qu'il l'avait guéri d'un abcès dans la poitrine (2). Du reste, il donnait son *crocus metallorum* pour toutes les maladies : comme cordial à une femme accouchée depuis quatre jours, qui avait un érysipèle et qui mourut dans les convulsions ; à un boulanger pour un abcès à la jambe, et à cent cinquante personnes qui moururent de ce remède à Bayeux. Mais une personne atteinte d'une perte de sang ayant guéri après en avoir pris, notre charlatan s'empressa de proclamer qu'il avait un remède contre les hémorragies. Ce bruit lui donna une telle réputation, que le marquis de Bellefonds l'amena à la cour auprès de Madame la Dauphine, qu'il purgea vingt-deux fois dans l'espace de deux mois, « même dans les temps où il est défendu de faire des remèdes

---

de chirurgie, sans respect de la Guimbarde et de la Friponne qui sont faites pour les tableaux, les images, les reliquaires, les sermons, les secrets, les gazettes, les lettres, les confitures. Il n'y a que la secrette qui est dans le capuchon destiné à mettre l'argent dont il n'ait pas changé l'usage, l'y mettant fort bien lui-même ». (BERNIER, *Suppl.*, p. 54.)

(1) Le *crocus* était une plante originaire d'Orient dont on retirait le safran, médicament aujourd'hui déchu, mais qui occupait alors une grande place dans la thérapeutique.

(2) BERNIER, *Suppl.*, p. 62.

au dames (1) ». Quatre mois de ce traitement la laissèrent beaucoup plus mal qu'elle n'était avant de connaître ce docteur. « Il faisait le docteur et l'apothicaire tout ensemble. On lui donna 500 pistoles pour qu'il quitte la cour, où ses remèdes firent d'autres méfaits (2). »

---

(1) Marie-Anne-Victoire de Bavière, femme du Dauphin, née en 1660, morte à Versailles le 20 avril 1690. Elle semble avoir particulièrement donné prise aux expériences charlatanesques. Nous lisons dans Dionis : « Le sieur ..... était un médecin empyrique, au moins qui se disait tel à Paris, où, avec une huile ou essence de gaïac dont il faisoit un secret, il devoit rendre les gens immortels, parce que, soit que l'on en prît intérieurement ou que l'on s'en frotât extérieurement, il n'y avoit point de maladie qui ne dût disparoître aussitôt. Un des aumôniers de Madame la Dauphine se proposa comme un homme qui la guériroit infailliblement. Monseigneur voulut le voir et après l'avoir entendu parler, il fit dire à Madame la Dauphine qu'il ne lui conseilloit pas de se servir de cet homme. Cependant deux mois après, qui étoit le jour du décès de Madame la Dauphine, l'on le vit reparoître, et, s'étant fait introduire de nouveau par le même aumônier, après avoir osé toucher le poulx et le ventre de Madame la Dauphine, il lui dit qu'il en avoit guéri de plus malades qu'elle et qu'avec un lavement dans lequel il alloit mettre de son essence, il lui feroit vider toutes les impuretés dont son ventre étoit farci. Il alla chez M. Riqueur préparer ce lavement. Mais quand il revint pour le lui donner, il la trouva dans les convulsions de l'agonie et elle mourut deux heures après. Il s'en retourna à Paris en disant hautement qu'elle ne seroit point morte si elle avoit pu prendre de son remède. Le public n'a pas profité longtemps de ce rare secret qui devait immortaliser les hommes, car lui-même, trois mois après, reconduisant une personne, il tomba dans un escalier, et s'étant blessé dangereusement, il mourut peu de temps ensuite ». Et plus loin : « Madame la Barrière, garde de femmes en couches à Paris, fut proposée à Madame la Dauphine : l'on fit venir cette femme, qui pendant quinze jours fit des fomentations et les autres remèdes qui sont du domaine des gardes d'accouchées ; mais, ses remèdes ayant plutôt échauffé que soulagé, on la renvoya avec 200 pistoles ». (DIONIS, *op. cit.*, p. 659.)

(2) Mlles Besola et Patrocle, toutes deux femmes de chambre de Madame la Dauphine et ses confidentes, voulant faire la cour à leur maîtresse, essayèrent des remèdes de l'abbé de Belzé ; mais elles tombèrent en langueur, eurent un dévoiement continuel dont elles moururent. (DIONIS, p. 656.)

Les scandales causés par ces guérisseurs excitaient l'indignation des médecins, dont les pamphlets et les satires dévoilaient sans pitié les audacieux traitements.

Bernier parle encore d'un Carme qui avait purgé un malade avec un remède arsenical. Le pauvre homme criait tellement qu'il était empoisonné, que le frère pour faire cesser le scandale, paya des assassins qui le tuèrent à coups de poignards. Il cite aussi un abbé SANTUS, « petit clerc qui se mêle de médecine pour subsister », et d'un curé sans cure, venu à Paris, où il « débite le sudorifique » pour les fièvres et autres petites maladies (1). Il y a des Carmes, dit-il encore plus loin, qui se mêlent d'accoucher les femmes (2) ».

*
* *

En 1697, il arriva à Versailles un homme qui disait posséder des secrets et des purgatifs qui « emportaient » toutes les maladies. Accueilli par quelques personnes de la cour, il fut logé au Chenil et recommandé au roi. Mais un premier essai malheureux brisa cette belle carrière. Une dame d'atours de Madame, Mme Durafort, qui était d'une corpulence et d'une santé « à devoir faire l'épitaphe du monde », se plaignait d'un rhumatisme, pour lequel il lui administra un purgatif si violent — qu'il lui causa une diarrhée continuelle accompagnée de sang et de douleurs effroyables. » Elle rendit même « demi aulne de boyau » qui fut examiné par les médecins de la cour,

---

(1) BERNIER, p. 509.

(2) BERNIER, *Suppl.*, p. 61.

lesquels déclarèrent que la violence du remède avait
fait séparer la muqueuse de l'intestin. La malade
mourut dans d'atroces souffrances, et défense fut faite
à l'empirique de continuer à vendre ses remèdes (1).

⁂

A la même époque un paysan du village de Chaudrais, près de Mantes, se mit à conseiller à ses compatriotes, tantôt une herbe, tantôt une racine, selon les
maux dont ils se plaignaient. Quelques-unes de ses
cures ayant réussi, le brave homme fut baptisé du nom
de médecin de Chaudrais; sa réputation arriva à Paris
et se répandit jusqu'en province. Pendant trois ou
quatre ans, on vit des malades accourir en foule, et le
petit village en acquit une telle importance, qu'on fût
obligé de bâtir des maisons pour se loger. Ceux qui
étaient légèrement atteints obtenaient peut-être quelque soulagement des racines ou plantes desséchées
qu'ils remportaient précieusement; mais les maladies
graves ne cédaient pas. « Peu à peu la vogue diminua,
et le médecin de Chaudrais fut délaissé, sans qu'il eût
rien fait pour provoquer ni son succès, ni sa fail-
lite (2) ».

⁂

Un médecin du Languedoc, PALLIEUX, fut appelé à
Paris pour la maladie du marquis de Seignelay. Il
trouva à l'encontre des autres médecins, que la cure

---

(1) DIONIS, p. 661.
(2) DIONIS, p. 661.

était très aisée et conseilla simplement du lait de femme, ce qui n'avança guère les choses ; il dut s'en retourner sans trouver rien de mieux (1).

*_**

Un médecin de Reims du nom de RAISANT, et qui n'y faisait guère ses affaires, vint tâter de la confiance des Parisiens ; mais aussi malheureux avec eux qu'avec ses compatriotes, il dut renoncer à la médecine, et mourut commissionnaire de la garde des médailles du roi (2).

*_**

Enfin, de 1695 à 1697, un Provençal arriva à Versailles avec des remèdes, dont la maréchale de Rochefort usa pour une colique néphrétique, ainsi que d'autres dames. L'insuccès fut complet ; il s'installa alors médecin des armées, mais il n'y réussit pas mieux et retourna à Sisteron, « se plaignant du mauvais goût du siècle qui luy ne rendroit pas la justice qu'il croyoit mériter (3) ».

*_**

Dans cette longue énumération de charlatans dont Paris eut à souffrir tout le long du dix-septième siècle, nous avons encore à ajouter deux noms de femmes ayant exercé ce même métier, quoique encore plus

---

(1) E. GITARD, *Colbert et Seignelay contre la religion réformée*, Toulouse, 1912, p. 137.

(2) DIONIS, p. 663.

(3) DIONIS, *op. cit.*, p. 664.

ignorantes que tous ceux qui se mêlaient de médecine.

La plus célèbre, nommée La Huguette, était la veuve d'un barbier de village, qui joignait à son métier celui de chirurgien, comme c'était alors l'usage. Arrivée à Paris, cette femme fit publier qu'elle possédait tous les secrets de son mari, et quoique ses remèdes ne fussent que des herbes ou des racines communes, elle fut prônée et vantée par des femmes riches et eut son heure de célébrité (1).

*
* *

Une autre, la demoiselle Giot, joignait la plus grossière impudeur aux pires charlataneries ; elle fit savoir, par des affiches particulièrement effrontées, qu'elle soignait les maladies des hommes les plus honteuses et qu'elle en assurait la guérison (2).

*
* *

Gui Patin, médecin célèbre par les nombreuses luttes qu'il soutint à propos de l'antimoine et du quinquina, fut l'ennemi acharné des charlatans, des chimistes et des astrologues parmi lesquels il rangea quelquefois bien à tort de forts honnêtes médecins qui se déclaraient partisans des remèdes chimiques.

Malgré la vivacité de ses attaques et la passion qu'il déploya dans ses controverses, son témoignage n'en reste pas moins précieux et flétrit justement cette époque si brillante qui fut cependant souillée par tant de

---

(1) Bernier, p. 525.

(2) Bernier, p. 525.

crimes. En 1663, une demoiselle de la cour séduite par le duc de Vitry étant morte des suites d'un avortement, la sage-femme fut pendue (1). « A ce sujet, écrit Gui Patin, les vicaires généraux se sont allés plaindre au premier président que, depuis un an, 600 femmes se sont confessées d'avoir tué ou étouffé leur enfant. »

La folie du meurtre, que servirent si abondamment les remèdes des charlatans, eut pour principaux représentants la faiseuse d'anges et l'empoisonneur ; et l'époque qui vit fleurir l'école de la Brinvilliers, l'époque où La Voisin et ses acolytes purent tenir boutique de « poudre de succession », ne méritait-elle pas d'être qualifiée aussi sévèrement par le terrible docteur : « Nous sommes arrivés à la lie des siècles ? »

____

(1) CLÉMENT, *La police sous Louis XIV*, p. 132.

CHAPITRE III

Remèdes secrets et publications charlatanesques

On attache généralement au mot *remède* l'idée d'une vertu spéciale ou *spécifique,* et cette doctrine de la spécificité aboutit plutôt à la recherche du remède qu'à celle des traitements. C'est ainsi que le mercure est considéré comme le spécifique des maladies vénériennes, et le sulfate de la quinine comme celui de la fièvre.

Si la notion scientifique d'une maladie pénètre difficilement dans le grand public, la tradition des remèdes y est au contraire générale et persistante, et cette tendance à conserver et à transmettre une médication a été habilement exploitée par l'invention des remèdes secrets.

La médecine hiératique eut les siens ; les herniaires et oculistes de l'antiquité « et toute cette tourbe médicale qui s'attira les malédictions de Caton » en inventaient tous les jours ou les faisaient venir des contrées lointaines (1).

Dans tous les temps et dans tous les âges, ce malheureux usage s'est conservé, mais c'est aux dix-septième

(1) Dechambre, *Dict. des sciences médicales,* 3e série, t. III, p. 371.

et dix-huitième siècles qu'il prit, grâce au nombre considérable de charlatans qui exerçaient l'art de guérir, son plus grand développement.

« S'il n'y a du mistère en tout et particulièrement en médecine, dit Bernier, adieu le métier, on n'y donne point (1) ».

Déjà au quinzième siècle où Paracelse avait fait particulièrement fleurir le règne du merveilleux, on donnait le nom d'arcanes aux préparations dont les médecins voulaient garder le secret et qui agissaient, prétendaient-ils, d'une manière mystérieuse (2).

Au dix-septième siècle, ces panacées s'appelleront « mercure de vie », élixir de longue vie », « pierre phi-

---

(1) « Le peuple et tout ce qui est peuple par sa simplicité, croit que tout ce qu'ils débitent est un secret dont il n'y a qu'eux qui sachent le mistère, et c'est ce qu'il faut examiner pour le bien public, et pour désabuser, s'il se peut, ceux qui sont pitoyablement prévenus de cette erreur, après avoir remarqué pour égayer un peu la matière par un petit conte, que ny le charlatan ny le malade ne savent souvent ce qu'ils font, et se laissent tromper l'un et l'autre aussi facilement qu'ils croyent avoir trompé les autres.

« Une femme qui avoit des dispositions à la phtisie avoit acheté chèrement une boète de pilules d'un charlatan dont elle se servoit tous les jours avec une grande confiance. Son médecin en ayant été averti par le mary même de cette femme, ils firent faire de concert des pilules avec de la mie de pain qu'ils colorèrent de manière que la malade ne s'apperçut pas que l'on les avoit substituées à celle du charlatan. Cependant le médecin luy ayant ordonné les remèdes nécessaires pour son mal qu'elle prenoit pour ne pas fâcher son mari, et s'étant enfin trouvée guérie par ces remèdes, elle s'avisa de dire que c'étoit en effet des pilules dont elle s'étoit servie à leur insçu, et que sans ce remède d'un très habile homme, elle serait morte, mais quand elle vit qu'on luy présenta ces pilules et qu'on luy dit qu'elle n'avoit pris que de la mie de pain et du sirop, elle fut si étonnée que je ne scay ce qui en arriva. Voyons donc, je vous prie ce que c'est tous ces secrets et toute cette conduite des charlatans et comme le peuple en est dupe! » (BERNIER, pp. 422-423.)

(2) Tel était l'*arcanum duplicatum* (sulfate de potasse). Van Helmont accordait une grande confiance aux arcanes.

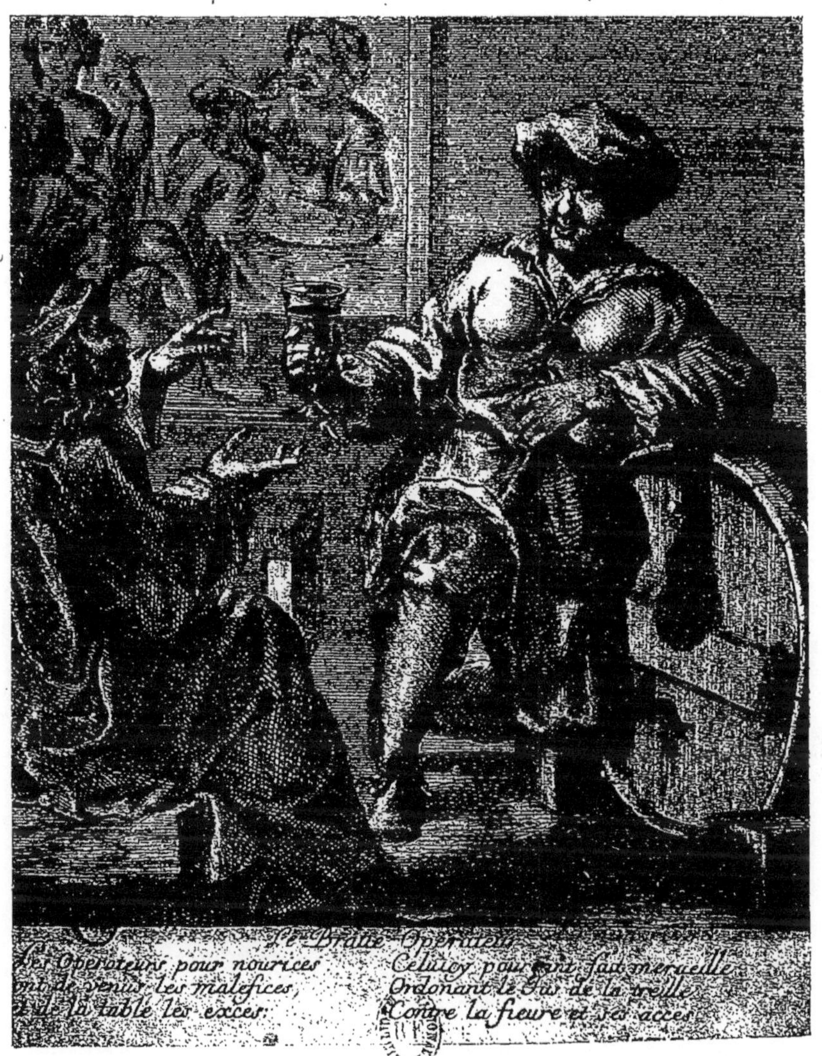

LE BRAVE OPÉRATEUR

Gravure de LAGNIET (vers 1657).

(*Bibl. Nat., Rés. Z 1746*).

losophale », « or potable », et dans les familles, on se fera une gloire de transmettre de génération en génération quelques-unes de ces formules dont la plupart étaient banales et insignifiantes (1).

En 1691, on fit par ordre du premier médecin du roi, un recueil général de tous les remèdes secrets « tant de ceux qui avaient été déjà publiés, que de ceux qui étaient restés dans les bibliothèques curieuses ou qui avaient été communiqués par divers particuliers aux médecins de la Société Royale (2). » Ces remèdes étaient si nombreux, que le recueil se composait de deux volumes et se vendait 6 livres (3).

Le mystère étant donc à la mode, les empiriques l'exploitèrent et il devint rapidement l'âme de leur négoce. On vit des eaux soi-disant infaillibles se payer un louis la goutte, et depuis Louis XIII, les rois prélevèrent chaque année sur leurs cassettes de fortes sommes destinées à acheter le secret de médicaments regardés comme efficaces. Louis XIV acheta des secrets jusqu'à 48.000 livres pour les divulguer ensuite, les faire préparer par ses apothicaires et les distribuer

---

(1) Deux secrets pour faire tomber une mauvaise dent sans y toucher :

« Tu prendras 2 onces de roses rouges et les fera bouillir avec fort vinaigre l'espace d'un jour et d'une nuit. Après tu les sècheras, puis en fera fondre que mettre sur la dent, et elle tombera ». (*Les secrets du Seigneur Alexis, mort en 1566*, édit. de 1691, p. 351.)

« Faites bouillir, puis réduisez en cendre des vers de terre; remplissez de cette poudre la dent creuse, et fermez-la avec de la cire. Elle tombera ». (Mme FOUQUET, *Recueil de remèdes faciles et domestiques*, édit. de 1678, p. 53.)

(2) BLÉGNY, *Livre commode des adresses*, édit. de 1691.)

(3) « Chez la veuve Nion, devant l'abreuvoir Guénégaud, où l'on trouve encore tous les autres de M. BLÉGNY qui en est l'auteur ».

gratuitement aux pauvres (1). Un tel succès explique la multitude des remèdes de ce genre dont Paris fut infesté, et dont les annonces couvraient les murs dans un temps où toute réclame était encore interdite aux autres commerçants. « A l'heure où je vous parle, écrit Brueys, en 1698, on ne voit dans Paris que gens à secrets, souffleurs, chimistes, charlatans de toutes natures et de toutes espèces. Les coins des rues sont accablés de leurs affiches, chaque matin on y voit éclore un nouveau guérisseur (2) ».

Sous le couvert du secret, les empiriques firent adopter une quantité de médicaments qui n'auraient eu sans doute aucun succès de leur simple autorité. L'un « donnait une simple poudre de séné ou de jalap », disant que c'étaient des perles que les anges avaient préparées. Un chimiste réputé faisait prendre par un semblable artifice, même aux plus délicats, en 12 heures, quatre prises de bouillon rouge ; où il ajoutait le polidope, le séné et le casse infusez, disant qu'on « n'avoit jamais vu un purgatif mieux inventé ny plus facile à prendre, quoiqu'il fût, en effet, très commun, très foible et très dégoûtant et qu'il eût été impossible au médecin qui ne l'auroit traité de secret de le faire passer en pratique (3) ».

---

(1) On ne voit à Paris que des gens tués par des empiriques. Il n'y a que les avares qui se sauvent parce qu'il faut payer largement et souvent d'avance. Ils font consigner des sommes considérables pour une drogue qui ne vaut pas 30 sols, témoin ce qui est arrivé dès les commencements du quinquina et de l'ipécacuhana, parce qu'on n'estime à Paris que ce qui est cher. Voilà comment l'Italie, la Hollande, l'Angleterre, la France ont tiré des sommes considérables pour un peu de tartre émétique, de quinquina déguisé, d'opium, de tabac en clystères ou en extraits, et d'ipécacuhana ». (BERNIER, *Suppl.*, p. 34.)

(2) FRANKLIN, *Les médicaments*, p. 210.

(3) BERNIER, p. 144.

A cette époque de polypharmacie par excellence, où se joignait à la multiplicité des remèdes les recherches des alchimistes qui bouleversaient les esprits avec leurs quintessences et leurs fluides, la crédulité publique était toute préparée à accepter les plus invraisemblables compositions (1).

L'or, les métaux, les pierres précieuses communément employées par les médecins (2) prenaient avec les charlatans des vertus souveraines dont ils attribuaient les plus étonnantes à « l'or potable ».

*
* *

Un prospectus de 1619 annonce la découverte d'une de ces panacées charlatanesques dont l'auteur, qui renchérit les innombrables bienfaits, reste mystérieux sur le procédé employé pour l'obtenir : « *Le Souverain Remède naturel du sel de Sapience, tiré de l'or par l'art spargérique, accompagné de la Quintessence de la*

---

(1) SONNET de COURVAL, dont nous avons vu la verve satyrique s'exercer sans-pitié contre les charlatans, reconnaît fort bien que : « Le cœur de la tourterelle avalé tout chaud a une propriété particulière pour faire guarir les fièvres intermittentes... L'araigne estant enclose vive dans une coquille de noix et portée au cou guarist la fièvre quarte... Un petit os qui se trouve au jarret du lièvre guarist la nephrétique », etc., et le sceptique Guy PATIN, le grand ennemi des charlatans et des alchimistes, écrit à son ami Charles Spon (le 7 mars 1651) : « Un peu de soin que vous apporterez à l'éducation de votre petit nouveau-né le garantira des accidens dont vous craignez qu'il soit menacé pour être né dans la nouvelle lune ».

(2) « En 1655, VALLOT, médecin de Louis XIV, après lui avoir fait prendre un liniment de fourmis, lui ordonna des tablettes dans lesquelles rentraient de l'or et des perles; et en 1664, il lui ordonna un « magistère de perles et de corail », 2 ans après un composé de vitriol, de fer et d'or ». (*Journal de la santé de Louis XIV, in* FRANKLIN, *Les médicaments*, p. 147.)

Flamme du Feu ; Paris, chez Pierre des Hayes, en l'Isle du Palais vis à vis des Augustins, M.D.C.XII, avec permission. »

Pour recouvrer la santé et soulager les malades, explique ce prospectus, est très nécessaire d'avoir la grâce de Dieu, l'assistance de personnage expérimenté et d'avoir les remèdes nécessaires et convenables. Or, d'en trouver la meilleure qualité que l'extraction de l'or, et encore la quintessence extraite de la *Flamme de feu,* il n'est pas possible, d'autant que ces 2 extractions on peut se servir en tout temps et en toute occasion, estant la meilleure, la plus précieuse, la plus rare, la plus noble, la plus agréable, la plus salute et la plus parfaite médecine du monde, de laquelle usant l'expérience sera cognoistre ses effets admirables tirée, comme est dit, par l'Art Spargérique, de l'*Or* et de la *Flamme du Feu,* nommée par les philosophes, l'un le *Sel de Sapience* et l'autre la *Quintessence des éléments.*

Prenant de ce sel la quantité de quelques grains dissoults en bien peu de la susdite *quintessence,* faict avec la grâce de Dieu ès corps mal sains incroyable opération.

Restaure et corrobe la nature anéantie des personnes vieux et jeunes en quelque aage qu'ils puissent estre, fortifie les nerfs, augmente le courage et donne de nouvelles forces.

Préserve les personnes contre la peste et tout autre accident nuisible qui peut survenir au préjudice de la santé humaine, la confortant et restablissant en tout et partout, faisant passer ceste vie heureusement sans incommodité.....

D'abondant le possesseur de ce *Secret* sçait sur le champ préparer le susdit *sel de Sapience* autant odoriférant et aromatic comme extraordinairement plaisant et agréable au goût, de telle façon que son opération faicte en moins de 3 heures est de faire accoucher les femmes enceintes très heureusement, sans aucun danger de la mère et de l'enfant. Et celles dont le fruict sera esteint et pourry dans la matrice et la mère abandonnée de tous et hors espérance de la pouvoir sauver, moyennant la grâce de Dieu ne délaissera le susdit remède de faire naturellement dans le dit temps son opération incroyable, le faisant sortir hors sans danger de la misère, et sans aucune opération manuelle ny application d'aucun ferremens.....

Estans les vertus du susdit *Sel de Sapience* infinies, profitables et utiles au bien et soulagement des hommes, comme les personnages doctes qui ont atteint la cognoissance des éléments, la naissance et progrez des métaux avec leurs vertus internes et occultes sçavent trop mieux.

« Ceux qui en auront besoin sont advertis qu'il est distribué par un Gentil-homme Italien en sa maison size au faux-bourg Saint Germain Sur les fossez, près la porte de Bussy, à l'enseigne de la Place Royale. Par permission. Aux conditions qu'il ne prétend aucune récompense qu'après les effets de son souverain remède que Dieu bénie (sic) [1] ».

Deux recettes mystérieuses vinrent encore d'Italie. L'une, le *baume de Fioravanti*, dont l'inventeur, célèbre charlatan italien, était mort depuis 1588, n'en restait pas moins d'un usage très fréquent et le traitement employé couramment consistait à envelopper le malade dans des draps imbibés de la fameuse préparation.

La seconde venait d'un italien, Marco Cornechini, mort en 1640, qui avait lancé depuis longtemps dans la circulation une préparation de trois plantes purgatives dont il n'était pas l'auteur. Elle avait été inventée, dit-on, par Warnick et porta son nom en même temps que ceux de *poudre Cornachine* et *poudre des Tribus* (2).

Mais si les charlatans purent arriver souvent, au moyen de formules secrètes, à répandre dans le public leurs pitoyables médications, il faut reconnaître que la prédilection que l'on témoignait à cette époque pour les remèdes secrets amena en thérapeutique un heureux résultat, puisqu'on lui doit la vulgarisation de l'usage du *quinquina*.

Ce remède fut connu pendant longtemps sous le nom de *poudre des Jésuites* et son efficacité regardée par les médecins comme œuvre diabolique. Ce surnom lui

---

(1) Bib. Nat., Te 131 69.

(2) Cette poudre Cornachine était un mélange à parties égales de soufre, bitartrate de potasse et d'antimoine diaphorétique lavé.

viendrait, d'après la légendre, de ce que, en 1638, un jésuite, passant par le village de Malacatos et pris d'un violent accès de fièvre intermittente, fut guéri par une infusion faite avec l'écorce fournie par un cacique indien, le quinquina (1).

En réalité, les Jésuites entreprirent l'exploitation des forêts où poussait le quinquina, et, en 1673, ils en firent une expédition importante au cardinal Jean de Logo, à Rome, qui répartit entre les Jésuites, pour qu'ils en soient les seuls dispensateurs, la poudre appelée « des Jésuites », « des Pères » ou « du Cardinal », et que ceux-ci vendaient d'ailleurs au poids de l'or (2).

Les répugnances de la Faculté, à la tête de laquelle Guy Patin, alors doyen, manifestait sa violente opposition, ne devaient être vaincues que par les adroites menées d'un empirique, Talbot ou Talbor qui, en 1672, commença par faire paraître un volume où il préconisait contre les « fièvres tierces ou quartes » un remède dont il se gardait bien de donner la recette. Le remède fit merveille. Le roi Charles II, guéri par lui, fit de Talbot son médecin ordinaire avec le titre de chancelier. Grisé par ce succès, l'empirique passa en France où il fit des cures merveilleuses sur Colbert, Condé, le Dauphin, et devint médecin de la reine d'Espagne, Louise d'Orléans, nièce de Louis XIV.

Enfin, en 1679, Louis XIV lui-même essaya du fameux secret et, ayant été guéri, l'acheta 2.000 louis et donna à Talbot une pension viagère de 2.000 livres. « Trois ans

___

(1) Ce nom vient du mot indien *Kina-Kina* qui signifie *écorce-écorce*, c'est-à-dire écorce par excellence.

(2) ANDRÉ-PONTIER, *Histoire de la pharmacie*, pp. 222-223.

après, Talbot fit publier son remède, qui était tout bon-
nement une teinture de quinquina (1) ».

Bernier, le sage et logique médecin, n'avait-il pas
raison de dire en parlant des efforts inutiles de quelques médecins de province ou de Paris pour mettre
le quinquina en usage : « Enfin, il vint un Anglois qui
parle d'un secret pour les fièvres, qui n'en manque,
dit-on, point, et le mistère met aussi-tôt le médicament
et le médecin en vogue ; on y donne tête baissée, et
d'autant plus facilement qu'il est précieux (2). »

Malheureusement moins efficace que le quinquina,
un grand nombre de remèdes secrets obtinrent au dix-
septième siècle une célébrité qui fit la fortune de leur
auteur, bien que le nom de celui-ci ne passât pas toujours à la postérité.

Les *Gouttes royales d'Angleterre* avaient été inven-
tées par un médecin de Londres nommé Godoald. Le
roi Charles II lui acheta son secret 25.000 livres et
publia la formule : elle consistait « de 5 livres de crâne
humain d'un homme pendu ou mort de mort violente,
2 livres de vipères séchées, 2 livres de cornes de cerf,
etc., etc. (3) ».

Si le nom de l'inventeur de l'*hydromel de rosée* n'est
pas arrivé jusqu'à nous, les bienfaits de son remède
nous sont connus, grâce au prospectus qu'il eut soin de
publier de son vivant.

Beaucoup de personnes à Paris et dans les provinces ont
éprouvé il y a quelques années l'effet merveilleux de nostre

---

(1) Nicolas de BLÉGNY, *Le remède anglois pour la guérison des fièvres,
publié par ordre du Roi*, Paris, 1682, in-18.

(2) BERNIER, p. 424.

(3) FRANKLIN, *Les médicaments*, p. 226.

liqueur hydromélique, et elle s'estoit déjà acquise une si grande réputation que chacun s'en servoit avec succez et donnoit beaucoup d'applaudissement à cette merveille. Mais l'autheur encore jeune et désireux de se perfectionner non seulement dans cette connoissance mais mesme dans d'autres utiles au public, et dont son génie est en effet capable, fit quelques voyages où il a consommé quelques années, et ayant rapporté son secret bien plus qu'auparavant et mieux composé pour l'usage qu'on en doit tirer, il nous en a enfin confié la distribution dans le dessein de ne plus priver cette reyne des villes, où les arts et les sciences triomphent sous le règne du plus heureux et du plus grand de tous les monarques du monde, de ce trésor qui comme la lumière ne doit pas être caché dans les ténèbres.

Le prospectus recommande encore d'éviter les contrefaçons, et donne l'adresse du débitant :

Si quelqu'un s'ingère de le contre-faire, en imitant sa couleur et son odeur souëfve, le public est adverty que ce ne pourra estre qu'un abus, puisque l'autheur qui en a la connoissance particulière et l'expérience approuvée de plusieurs personnes de tous les ordres, ne l'a jamais communiqué à qui que ce soit.

Le seul lieu donc où elle se débite à Paris est au bureau académique des honnestes divertissemens de l'esprit sur le pont Saint-Michel, chès le sieur Trincart, marchand linger à la Renommée, vis à vis la Tour d'argent. C'est au second appartement, où l'affiche marquera la porte (1).

L'emplâtre du tisserand de Paris dut son nom au métier de celui qui le mit à la mode à Paris et dont le fils le débitait encore en 1637 (2).

Un chirurgien de Paris, Devaux, « qui demeuroit proche la Croix du Trahoir », avait trouvé la formule d'un emplâtre pour la guérison des hernies. Après sa mort, sa veuve vint à la cour demander à Fagon, Félix et Boudin, médecins du roi, d'obtenir pour elle la per-

---

(1) *Instructions particulières comme on se doit servir de l'hydromel de rosée*, in-4°, sans date.

(2) FRANKLIN, *loc. cit.*

EFFET,

OPERATION,

ET

VERTU,

DE LA

BOULE

DITE MINERALE,

*Qui est un Secret tout particulier, & qui se fait
avec toute l'exactitude possible pour l'utilité du public à la
Chartreuse de Molsheim en basse Alsace.*

A STRASBOURG,

Chez SIMON KÜRSNER, Imprimeur de la
Chancelerie.

TITRE DU PROSPECTUS
DE LA BOULE MINÉRALE (vers 1700)

mission d'aller aux Invalides faire des expériences avec l'emplâtre dont elle prétendait avoir retrouvé la formule dans les papiers de son mari, et qui est connu sous le nom d'*emplâtre Devaux*. Sur le rapport favorable qui suivit ses expériences et dans lequel on témoignait de plusieurs guérisons, le roi lui fit donner 400 pistoles et une pension de 500 livres « pour traiter les soldats invalides qui se trouveront attaquez de ces maux si incommodes (1) ».

La *pommade Levasseur* connut aussi les plus grands succès, et cela peut-être grâce à la réclame que son auteur ne manquait pas de répandre à grands renforts de prospectus et d'affiches. « Le sieur Le Vasseur, annonçait-il, ayant un remède le plus souverain qui ait jamais paru, se trouve dans une obligation étroite d'en donner avis au public. D'autant plus que par le moyen d'une pommade, il guérit parfaitement toutes sortes d'hémorroïdes tant internes qu'externes et de quelque

---

(1) « Je ne vous donne pas la composition de cet emplâtre parce que je ne le sçai pas, mais il ne produit point son effet non plus que tous les autres qu'on a inventé pour les hernies, qu'il ne soit soutenu de bandage. » (DIONIS : *Cours de chirurgie*, pp. 283-84.)

Il est curieux de reproduire la description de l'emplâtre qui était alors communément employé, parce que c'est celui que donne la *Pharmacopée* de CHARRAS, et que Dionis recommande avant de parler de celui de Devaux : « On écorchera des anguilles, et en ayant lavé les peaux avec de l'eau de chaux, on les fera cuire à petit feu dans une lessive claire de cendres ordinaires, jusqu'à ce que ces peaux y soient tout à fait dissoutes et réduites en une colle que l'on passera en un tamis de crin : après en avoir pesé quatre onces, on les mettra dans un pot de terre verni où l'on ajoute trois onces et demie de gomme ammoniac dissoute dans de fort vinaigre coulée et épaissie, avec trois dragmes de sel de Saturne, autant de chaux d'étain, et pareille quantité de pierre haematite subtilement pulvérisée, pour mettre encore toutes ces choses à feu lent, les agitant sans cesse avec une spatule de bois jusqu'à ce qu'elles ayent acquis la consistance des emplâtres, y ajoutant sur le feu une demi-once de myrrhe distillée. » (DIONIS : *Cours de chirurgie*, p. 283-284.)

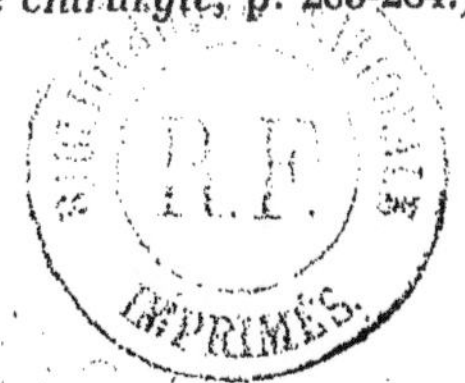

manière qu'elles puissent estre sans en recevoir aucune incommodité, ne s'étant résolu de faire afficher que pour satisfaire à plusieurs personnes remarquables qui en ont été guéries tant à la cour qu'à Paris. » — « Le dit sieur Le Vasseur est logé dans la rue Saint-Honoré, proche du Palais Royal à l'enseigne du Roi d'Espagne, chez un fourbisseur (1) ».

En 1663, une manière de charlatan trouva une poudre purgative qui obtint immédiatement la faveur de toutes les femmes de Paris : il la nommait élégamment *poudre de violettes*. Quelques dames « aussi faciles à purger qu'à persuader » s'en trouvèrent bien, et ce fut un engouement général pour ce remède, auquel on trouvait autant de suavité dans l'estomac que de parfum dans la fleur dont il portait le nom (2).

« Une autre personne, ajoute Bernier, qui a fait couler autant d'encre sur le papier, qu'elle a arrêté de sang dans les veines, est la *poudre de sympathie*, dont la vogue fut aussi éphémère ».

Il n'y avait pourtant pas une ombre de charlatanisme dans cette doctrine médicale qui fut mise en faveur vers 1650, puisque les adeptes enseignaient à chacun la manière de préparer la fameuse poudre de sympathie. « On prend du *vitriol*, on l'expose au soleil pendant la canicule, et étant regardé amoureusement et arrosé de cette source de lumière, il s'altère doucement, se dessèche, il se calcine, il se blanchit, et voilà tout le secret de notre poudre merveilleuse (3) ».

------

(1) Voltaire, *Le siècle de Louis XIV*, l. XIV, p. 471.

(2) Bernier, p. 456.

(3) *Discours touchant la guérison des plaies par la poude de sympathie*, 1681.

Il est curieux de remarquer qu'on utilisait pour cet usage indifféremment le sulfate de fer ou de zinc. Et cependant les effets de ce remède spécial se manifestaient à distance ; la poudre arrêtait les hémorragies, et guérissait les blessures et les plaies dangereuses. Il suffisait d'avoir sur un linge un atome de sang ou de pus provenant de la plaie, on couvrait ce sang de poudre cinq ou six jours de suite et la plaie se refermait, le blessé guérissait, fût-il éloigné de plus de mille lieues du linge où était appliqué le remède.

L'usage de cette poudre fut introduit en France par de Mayenne, premier médecin des rois d'Angleterre Jacques Ier et Charles Ier, mais il fut mis à la mode par l'anglais Kenelm Digby et par Nicolas Papin (1).

Mme de Sévigné ne manque pas de s'enthousiasmer pour cette nouvelle découverte comme elle le faisait pour tout ce qui renfermait une part de mystérieux. « Mon fils vous dira le bon état où je suis, écrit-elle le 28 janvier 1685. Il est vrai qu'une petite plaie que nous croyions fermée a fait mine de se révolter, mais ce n'était que pour avoir l'honneur d'être guérie par la poudre de sympathie. Vous pouvez donc compter sur une véritable guérison. Votre poudre de sympathie est un remède tout divin, ma plaie a changé de figure, elle est quasi sèche et guérie. »

La vogue de la poudre de sympathie ne dura guère que jusqu'au début du dix-huitième siècle, où, après quelques attaques de la part des Lemery et de ses confrères, on reconnut que son action était tout à fait illusoire.

Bien que sa composition ne fût pas tenue secrète,

---

(1) FRANKLIN, *Les médicaments*, p. 202.

Bernier n'avait-il pas raison de la classer au nombre des remèdes charlatanesques, au même titre que les *eaux de cerises, d'émeraude, de lin,* ou de la *poudre de Lorme,* purgatif inventé par un certain de Lorme, mort en 1678, dont Mme de Sévigné et Mme de Motteville faisaient le plus grand éloge ?

Un apothicaire allemand, grâce à ses relations avec La Ligerie, chirurgien de Louvois, réussit à la même époque à faire adopter un composé de kermès, que l'on employait souvent dans les maladies de poitrine sous le nom de *poudre des Chartreux* (1).

Louis XIV acheta, en 1680, le secret des remèdes du Prieur de Cabrières en s'engageant à ne les dévoiler qu'après sa mort.

Comme ce moyen frustait le peuple d'une panacée que l'on croyait infaillible, Louis XIV voulut composer lui-même le remède afin de le distribuer gratuitement à ceux qui en feraient la demande. « Pour cet effet, le Roy commandoit qu'on lui apportat dans son cabinet 4 ou 5 sortes de drogues qu'il spécifioit à ses apothicaires ; et comme le remède ne consistoit que dans le mélange d'un esprit de sel avec du vin, Sa Majesté, ne se servant que de l'esprit de sel, faisoit jeter secrètement les autres drogues et cela dans la vüe de tenir religieusement la promesse qu'il avoit faite à ce Prieur (2) ». Ce système de distribution fit découvrir la quantité de personnes qui étaient affligées de « descente ». Les quémandeurs donnaient au premier valet de chambre du roi un petit billet qui indiquait l'âge du malade ; ils revenaient quelques jours après, et on leur donnait un

----

(1) FRANKLIN, *Les médicaments,* p. 227.

(2) DIONIS : *Cours complet de chirurgie.*

petit panier dans lequel il y avait « 3 bouteilles de chopine pleines de mélange et aussi des emplâtres propres à la meme maladie (1) ». De ceux qui ont pris ce remède, dit Dionis, « les uns ont été soulagez et guéris, d'autres ont dit qu'il ne leur avoir rien fait, ce qui montre que ce remède est d'une vertu inégale comme tous les autres et qu'il n'y en a point d'infaillible. Je conseillerai néanmoins de s'en servir, car quoique le bandage aidé de l'emplâtre astringent suffise souvent pour la cure de cette infirmité, il est vray toutefois que l'esprit de sel mêlé de vin ne peut faire que du bien, étant pris intérieurement, en communiquant aux parties remises

---

(1) « La distribution de ce remède s'est faite pendant quatre ou cinq années, c'est à dire tout autant de temps que le prieur de Cabrières a survécu à la déclaration qu'il en avoit faite à Sa Majesté. Immédiatement après sa mort, le Roy fit publier la manière de s'en servir avec la composition de l'emplâtre qui doit contribuer à l'efficacité du breuvage, afin que tous ses sujets puissent eux-mêmes préparer le remède contre une maladie qui n'est que trop familière, et voici une copie, de l'imprimé du Roy.

« *Remede du Prieur de Cabrières pour les descentes, donné au public par la bonté du Roy. Les originaux en sont demeurez entre les mains de Sa Majesté.*

« La dose du remède est différente selon les âges, mais la préparation est toujours semblable, même pour les enfants à la mamelle, bien que le bandage ait seul coutume de les guérir. Voici la manière de la préparer et d'en user.

« *Depuis 2 ans jusqu'à 6 :* prenez de l'esprit de sel bien rectifié trois ou quatre gouttes, mettez-le dans une cueillerée ou deux de vin que vous ferez avaler tous les matins à jeun pendant vingt et un jours de suite.

« *Depuis 6 ans jusqu'à 10 :* prenez quatre scrupules de cet esprit de sel, mêlez les fort exactement dans une chopine de bon vin rouge et en ordonnez tous les matins environ la quantité de deux onces, en telle sorte que cette dose dure pour sept jours, après lesquels vous renouvellerez le remède jusqu'à ce que le malade en ait pris vingt et un jours de suite.

« *Depuis 10 ans jusqu'à 14 :* prenez deux gros du même esprit de sel avec une chopine de vin rouge et les mélez.

« *Depuis 14 ans jusqu'à 17 :* mélez deux gros et demi du même esprit dans une chopine de vin rouge.

à leur place une astriction qui est nécessaire pour guérir ces maladies ».

Le prieur de Cabrières avait aussi un remède contre l'hydropisie. C'était une poudre faite de limaille d'acier et d'esprit de vitriol dont il faisait prendre dix grains par jour; il prescrivait aussi un petit verre d'un vin rouge dans lequel il faisait bouillir du céléri sauvage

---

« Depuis 17 ans et durant tout le reste de la vie : versez cinq gros d'esprit de sel sur une chopine de vin rouge.

« Recepte de l'emplâtre.

Prenez du mastic en larmes.............	demi-once
Ladanum.............................	trois dragmes
Trois noix de cyprès bien séchées	
« Hypocytis ».......................	une dragme
Terre sigillée.......................	une dragme
Poix noire..........................	trois onces
Thérébentine de Venise...............	une once
Cire neuve jaune....................	une once
Racine de grande consoude séchée........	une once

« Pulvérisez ce qui le doit être, et faites cuire le tout en remuant toujours jusqu'à ce qu'il soit réduit en bonne consistance d'emplâtre pour vous en servir comme il s'ensuit.

« Manière de traiter les descentes.

« Il faut avoir un bon bandage qui tienne bien ferme, et mettre sur la rupture après avoir rasé ce peu, un emplâtre ou deux s'il est nécessaire : on observera de prendre le remède à jeun, et de battre la bouteille avant que de verser le vin dans le verre pour l'avaler incontinent, et il ne faut ni boire, ni manger, que quatre heures après avoir pris le remède.

« On en prend vingt et un jours durant, et s'il fait mal à l'estomac on peut passer un jour ou deux sans en user.

« Pendant qu'on prend le remède, on est obligé de porter le brayer jour et nuit, et de ne jamais s'asseoir, demeurant seulement debout ou couché et marchant beaucoup; il est défendu d'aller à cheval, en carrosse ou en charette, et on doit toujours aller à pied ou en bateau, et ne faire aucun excès de bouche ni d'autres.

« Il faut porter le brayer jour et nuit durant trois mois après les vingt et un jours du remède. On ne peut monter à cheval qu'après les trois mois, et quand on y remontera, il faut encore porter le brayer autant qu'on croira en avoir besoin pour laisser affermir les parties. »

et y ajoutait du séné et du cristal minéral ; ces deux remèdes pris alternativement, en ayant soin d'ajouter quelques gouttes d'esprit de sel dans les bouillons constituaient une véritable panacée que les médecins eux-mêmes prescrivaient souvent à leurs malades.

Les remèdes des Capucins établis au Louvre par la faveur de Louis XIV furent de ceux qui obtinrent le plus de crédit dans le public.

La spécialité du père AIGNAN était un remède contre la petite vérole qui empêchait que l'on soit marqué des pustules que donne cette maladie. C'était le *baume Tranquille ;* il entrait dans sa composition vingt plantes différentes : pavot, tabac, lavande, sureau, etc., infusés dans l'huile. « Quand on veut le faire encore meilleur, écrit le Père Rousseau, collaborateur du Père Tranquille, on y ajoute autant de crapauds vifs qu'il y a de livres d'huile, lesquels il faut faire bouillir jusqu'à tant qu'ils soient presque brûlez dans l'huile, avec laquelle leur suc et leur graisse se mêle et augmente beaucoup l'excellence du remède ».

Mme de Sévigné écrivait à sa fille le 15 décembre 1684 : « Je vous envoie ce que j'ai de plus précieux, qui est ma 1/2 bouteille de baume Tranquille. Je ne puis jamais l'avoir entière, les Capucins n'en ont plus (1). »

D'autres personnes atteintes de petite vérole, ayant fait usage du médicament réputé infaillible dans ce cas, eurent un sort assez différent. « L'un est M. le duc de Roquelaure, qui en est réchappé, l'autre M. le prince d'Epinay, qui en est mort, quoy qu'ils l'ayent pris tous deux avec l'exactitude recommandée par un

----

(1) FRANKLIN, *Les médicaments*, p. 210.

imprimé que cet abbé prend soin de donner au malade (1). »

En 1693, le frère de l'abbé Rousseau publia un curieux volume intitulé : *Secrets et remèdes éprouvez dont les préparations faites au Louvre de l'ordre du Roy par deffunt l'abbé Rousseau cy devant capucin, et médecin de Sa Majesté.* Parmi ces recettes deux furent particulièrement célèbres, *l'essence de vipères* et la véritable *eau de la Reine de Hongrie.*

Les bouillons de vipères, la graisse de vipères étaient regardés au dix-septième siècle comme de véritables panacées et recommandés par les médecins les plus sérieux (2).

Voici la recette du Capucin qui dépassait encore en réputation les autres préparations : « Les faire sécher à un feu très doux ou au soleil jusqu'à ce qu'elles puissent se mettre en poudre facile à passer au tamis. Mêler la poudre avec 3 fois son poids de miel et faire bouillir.

---

(1) Dionis, p. 655.

(2) Charras recommande comme régime ordinaire le bouillon de vipères, et Mme de Sévigné écrit à sa fille, le 20 octobre 1679 : « Madame de Lafayette prend des bouillons de vipères qui lui donnent des forces à vue d'œil. » — Et le 8 juillet 1685, elle écrit à son fils : « C'est aux vipères que je dois la pleine santé dont je jouis et que je ne connaissois plus depuis des temps si funestes pour moi. Elles tempèrent le sang, elles le purifient, elles rafraîchissent. Mais il faut que ce soient de véritables vipères en chair et en os et non de la poudre ; la poudre échauffe, à moins qu'on ne la prenne dans la bouillie ou de la crème cuite ou quelque autre chose de rafraîchissant. Priez M. de Boissy de vous faire venir 10 douzaines de vipères du Poitou, dans une caisse séparée en trois ou quatre, afin qu'elles y soient bien à leur aise. Prenez-en deux tous les matins ; coupez-leur la tête, faites les écorcher et couper par morceaux, farcisez-en le corps d'un poulet. Observez cela un mois, et prenez vous en à M. votre frère si M. de Grignan ne redevient pas tel que nous le souhaitons tous. »

FRONTISPICE DU PROSPECTUS
DE LA BOULE DE MARS (vers 1700)

(Bibl. de la Société d'Histoire de la Pharmacie).

Les vipères employées doivent être nourries exclusive-
ment de miel et de rosée (1). »

Pour l'*eau de la Reine de Hongrie*, « il n'y doit point
entrer d'esprit de vin, de vigne, mais seulement
de l'esprit de vin de romarin fermenté avec le
miel..... C'est de celle dont le Roy voulut se servir et
rendre témoignage du succez et du soulagement que sa
Majesté en reçut dans un rhumatisme qui lui occupait
l'épaule et le bras, du temps qu'elle nous fit l'honneur
à mon confrère (le Père Rousseau) et à moy de nous
établir au Louvre pour faire toutes ces expériences ».

« L'eau de la Reine de Hongrie apaise les douleurs
de la goutte et les rhumatismes en fortifiant toutes les
parties », dit Blégny dans le *Livre commode*. C'était un
alcoolat de romarin, qui dut être baptisé de ce nom lé-
gendaire par un apothicaire du dix-septième siècle. On
s'en servait à la fois en guise de remède contre les
plaies, les brûlures, les douleurs, etc. et en guise de
parfum. Louis XIV l'utilisait contre les rhumatismes et
Madame de Sévigné en parle dans cinq ou six lettres.
Au dix-neuvième siècle, l'eau de la Reine de Hongrie,
qu'on appela un moment l'*eau de Ninon*, se laissa sup-
planter par l'*eau de Cologne* (2) ».

Le Père Rousseau, qui aima mieux mourir courageu-
sement que de se laissez saigner « parce qu'il avoit pris
le parti de déclamer contre la saignée (3) », disparut
avant d'avoir achevé une recette qu'il préparait; c'était
un mélange de manne et de miel auquel il incorporait

---

(1) Franklin : *Les médecins*, p. 143.

(2) Dr. P. Dorveaux, *Historique de l'eau de la reine de Hongrie*,
in *Liber memorialis du 1er Congrès de l'Histoire de l'art de guérir*,
(Anvers, 7-12 août 1920), Anvers 1921, in-8°.

(3) Dionis, p. 655.

des perles pilées. Mais la manne devait avoir été récoltée en Orient, « où il en tombe tous les ans dans l'Arabie déserte ; elle est de la figure dont l'a dépeint Moïse (1) ».

Le Livre Commode des Adresses publié par Blégny en 1692, donnait la liste complète des remèdes qu'il fabriquait et qu'il vendait :

M. de Blégny fils, apothicaire du Roy sur le Quai de Nesle, au coin de la rue Guénégaud, tient aussi un assortiment complet de toutes les compositions, extraits, eaux distillées, sels et magistères de la Pharmacie Galénique, et de la Chimie tant de la population de Paris que de celle de Montpellier, de Provence, de Paris, etc. (2). C'est le seul artiste à qui les descendants du signor Hiéronimo de Fernanti, inventeur de l'orviétan ayent transmis le secret original.

Il dispense aussi tous les remèdes achetez et publiez par ordre du roy.

Une conserve et une liqueur pour la guérison des phtisiques et des pulmoniques. Une tizane filtrée pour purger doucement et agréablement la bile, la pituite et généralement tous les superfluitez.

Une eau vulnéraire qui guérit le scorbut et les ulcères de la gorge, les Cancers, les Ecrouelles ulcérées, la Teigne et les Ulcères malins et variqueux des jambes et d'ailleurs. Une eau anodine

---

(1) Franklin : *Les médecins*, p. 144.

(2) *Le Livre commode...*, p. 169. Dans l'édition de 1691, il ajoute (p. 19) : « L'eau générale contre les vapeurs de l'un et de l'autre sexe, la crème des perles qui oste les boutons et rougeurs du visage, l'opiatte de corail qui entretient la beauté et la bonté des dents, la véritable eau de la reine de Hongrie et le vrai sirop des capillaires de Montpellier, le chocolat dégraissé, la thériarque de Venise, le baume apoplectique d'Angleterre, le baume blanc, le baume vert, et le baume du Pérou ; la pommade qui amortit les hémorroïdes, la poudre de vipères et les vipères mêmes, la pommade contre les dartres, les parfums de toutes espèces, les essences de romarin, de sauge, de rhue, d'anis, de fenouille et autres essences fortes venant de Montpellier, la fleur de thé, l'eau impériale et toutes autres eaux distillées, l'emplâtre contre les loupes et ganglions, le sirop de café, la panacée mercurielle, la poudre sternutatoire, l'huile de palme. »

qui apaise avec une promptitude surprenante la douleur des
dents, toutes les espèces de Coliques, les Véroliques, les Rhumatismes, les douleurs causées par le mercure, la Sciatique et
les gouttes des mains et des pieds.

Une liqueur de Jouvence qui rectifie les constitutions vi-
cieuses, qui désopile les viscères obstruez, qui corrige les défauts
de la digestion, qui guérit radicalement le vertige, la migraine et
les vapeurs, qui règle les excrétions, en un mot qui rajeunit
comme une espèce de fontaine de Jouvence.

Une eau dissentérique d'une vertu infiniment au-dessus de
la racine émétique, puisque sans faire vomir ni causer la moindre incommodité, elle arrête infailliblement en une ou deux
prises toutes sortes de cours de ventre, de flux de sang et de
dyssenteries.

Un spécifique infaillible pour prévenir et pour guérir promptement, sûrement et infailliblement les maladies vénériennes.

Des grains et des liqueurs balsamiques pour la guérison des
gonorrhées, des pertes blanches, de l'impuissance vénérienne, de
l'incontinence d'urines, etc.

Une épreuve végétale qui guérit à jamais la douleur et la
carie des dents.

Une eau hystérique qui abaisse les vapeurs des femmes et
qui les délivre sur le champ des plus violentes suffocations et de
la plupart des mauvais travaux.

Les eaux d'Ange (1), de Cordoue, d'Amarante, de fleurs
d'oranges, de Thim et généralement des eaux odoriférantes et
médicinales qui servent aux cassolettes philosophiques pour
parfumer et désinfecter les chambres, pour guérir les malades
de sympathies.

Plusieurs remèdes infaillibles pour guérir très promptement
les Décentes sans opération, sans rien prendre par la bouche, et
quelquefois sans bandage ou sans retraite.

Une eau diurétique pour la dissolution et expulsion des
glaires du gravier et de la pierre des reins et de la vessie et un
grand nombre d'autres spécifiques expérimentez pour les maladies des yeux, la surdité, les bourdonnements d'oreilles, les
ulcères des yeux, les ulcères du nez, les loupes, les signes, les
porreaux, etc., etc...

---

(1) On l'appelait ainsi parce que c'était l'eau de senteur par excellence, l'eau des Anges. On la faisait avec de l'iris de Florence, du ben-
join, du styrax, du santal citrin, etc., sur lesquelles on versait des
eaux de roses ou de fleurs d'orangers distillées. (Note de M. Fournier.)

Une eau et un sel fébrifuge qui guérisent les fièvres sans retour et en très peu de prises.

Tous ces remèdes sont distribués dans des bouteilles et boêtes cachetées sur lesquelles ont fait coller l'imprimé qui enseigne leurs vertus et leurs usages.

Une personne solvable qui connoit la vertu de ces remèdes s'oblige, quand on le veut, d'en payer la valeur en l'acquit des malades en cas qu'ils ne guérissent pas, pourvu qu'ils conviennent de les payer du double pour une complète guérison.

Le même *Livre commode* nous informe qu'en cette même année 1692, un sieur REBEL, établi rue Tirebourdin, disait avoir apporté d'Egypte « une eau qui appaisse sur le champ la douleur des dents, qui se prend par le nez, qui fait larmoyer abondamment et dont la phiole de 4 prises se vend un louis d'or (1) ».

La formule de *l'eau de Rabel* parut pour la première fois, en 1701, dans la 9ᵉ édition du *Cours de Chymie* de N. LEMERY : elle y figure sous le nom d'*eau de vitriol dulcifiée*. Voici comment était indiquée la préparation : « Mettez dans un matras assez grand 8 onces d'huile de vitriol, versez dessus, peu à peu, 16 onces d'esprit de vin, bouchez le matras avec un autre matras pour faire un vaisseau de rencontre, laissez le mélange en digestion à froid 10 ou 12 heures, l'agitant de temps en temps, placez ensuite le vaisseau sur un petit feu de sable et faites circuler la liqueur pendant trois jours, puis laissez refroidir les vaisseaux et les séparez, versez la liqueur dans une bouteille et laissez refroidir bien bouchée. » Rabel croyait donner encore plus de crédit à son remède en prétendant l'obtenir au moyen des marcassites ferrugineuses de Passy soumises à une série d'opérations longues et compliquées, et le public mordit à l'histoire.

---

(1) BERNIER, p. 452.

Malgré les piètres résultats donnés par les expériences, l'eau de Rabel eut longtemps des partisans et elle
est encore inscrite au Codex sous la formule suivante :
acide sulfurique officinal : 100 grammes; alcool à 95° :
300 grammes; pétales de coquelicot : 4 ..... (1).

L'*élixir de Garus* jouit au dix-septième siècle d'une vogue dont trois cents ans n'ont pu détruire tout à fait le
crédit puisqu'on s'en sert encore dans les campagnes.
Garrus eut maille à partir avec la Faculté, et celle-ci
rendit sentence contre lui en 1698. Après la mort du
fameux apothicaire, le maréchal de Vallais fit donner
par sa veuve au roi le secret de son élixir et Sa Majesté,
en considération des effets merveilleux et extraordinaire qu'il fait, luy a promis qu'il ne seroit pas mis au
jour pendant qu'il vivoit et lui a donné par brevet du
21 may 1723, une pension de deux mille livres avec
permission de le vendre et de le débiter (2).

Enfin, un religieux d'un couvent d'Avignon arriva à
Paris avec une pastille qui devait guérir toutes les maladies. Il obtint le privilège de la vendre, et en débita
beaucoup car il la donnait bon marché (cinq sous pièce).
Cette pastille était tout simplement du sucre mélangé
avec de l'arsenic, mais comme pour faire un certain
nombre de pastilles, il prenait une grande quantité
d'arsenic, qu'il faisait cuire avec la même quantité de
sucre, le mélange ne se faisait pas assez exactement
pour que quelques pastilles ne fussent chargées d'une
dose beaucoup trop forte qui incommodait si fort ceux
qui avaient à malheur de les prendre, qu'ils étaient

---

(1) Dr H. Leclerc, in *La Presse médicale*, 27 juillet 1921.

(2) Dionis, pp. 656-657. — V. aussi communication de M. C.-N. Fialon
au 2e Congrès de l'Histoire de l'Art de guérir (Paris, juillet 1921).

heureux quand ils ne mourraient pas de vomissements dont la violence entraînait souvent une hémorragie (1).

Cette débauche de remèdes n'arriva pas à produire un aussi grand nombre de guérisons qu'elle le laisserait supposer. Les victimes des charlatans furent innombrables, victimes de leur ignorance autant que leur mauvaise foi. La Rochefoucault mourut en quelques heures d'un accès de goutte soigné en dépit de tout bon sens par les médecins qui l'entouraient et qui, sans respect pour son agonie, plaidaient, les uns pour le remède du frère Ange, les autres pour celui de l'anglais Talbot.

Mais combien plus nombreux encore furent ceux atteints par l'arsenic et autres poisons que les charlatans employaient sans scrupules. Ce qui fit dire, avec beaucoup d'à-propos, que ceux qui avaient recours à ces guérisseurs et à leurs remèdes « étaient semblables à ceux qui saisissent l'ancre du vaisseau pour se sauver du naufrage. »

---

(1) Dionis, pp. 656-657. — V. aussi communication de M. C.-N. Fialon au 2e Congrès de l'Histoire de l'Art de guérir (Paris, juillet 1921).

CONCLUSIONS GÉNÉRALES

—xx—

Les Vrais Remèdes Charlatanesques
Les Remèdes Scientifiques

Les nombreuses applications infructueuses et maladroites que les empiriques et les charlatans du dix-septième siècle faisaient de leurs remèdes auraient dû, semble-t-il, jeter un discrédit considérable sur leur corporation toute puissante. Il est, au contraire, très facile de se rendre compte qu'à cette époque les remèdes réputés souverains contre tous les maux jouissaient d'une vogue presque extraordinaire. Vendus par ces faux médecins qui étaient pourvus, pour la plupart, d'un talent de supercherie peu commun, ces médicaments étaient capables, pensait-on, d'amener des guérisons merveilleuses et semblaient posséder des propriétés étonnantes, alors que bien souvent ils étaient, en réalité, tout à fait anodins. D'autres fois, au contraire, les remèdes préconisés étaient doués, sans aucun doute, d'une réelle valeur thérapeutique, mais leur application, faite sans esprit de méthode, amenait bien souvent, au lieu de la guérison, une aggravation profonde de la maladie, et parfois même, comme nous l'avons vu, la mort du malade trop confiant.

C'est en exploitant à l'aide de tous les artifices possibles le vieux fond de crédulité humaine, basé sur l'esprit de conservation inné chez chacun de nous, que les charlatans fameux des seizième et dix-septième siècles ont acquis une célébrité qu'envieraient encore bien des médecins réputés de nos jours.

Mais le défaut de méthode et de direction générale qui se révèle chez tous était relativement peu surprenant à cette époque : les sciences médicales et pharmaceutiques n'étaient guère développées et le nombre des remèdes était fort restreint, si on le compare au véritable arsenal médico-pharmaceutique qu'ont accumulé aujourd'hui les progrès de la science. Les seules règles sur lesquelles on basait alors l'étude d'un médicament n'étaient que l'observation, bien souvent mal comprise, et l'expérience, fruit de cette observation. L'application raisonnée et méthodique n'existait pas, et si les théories d'autrefois nous semblent aujourd'hui quelque peu naïves, ne voyait-on pas alors des médecins célèbres, comme Guy Patin, discuter âprement l'efficacité de médicaments, reconnus de nos jours des plus actifs, comme l'arsenic et le mercure.

Notre intention n'est pas d'exposer ici, d'une façon détaillée et complète, l'état des sciences pharmaceutiques et médicales au dix-septième siècle, mais il nous sera permis de constater rapidement qu'à cette époque l'anatomie humaine, par exemple, était presque totalement ignorée et que l'interdiction de disséquer des cadavres ne permettait pas d'entreprendre une étude approfondie et sérieuse de l'organisme humain.

Les progrès de la physique n'avaient pas encore permis de pénétrer, à l'aide du microscope, les détails intimes des tissus et des organes, et il faut attendre la seconde moitié du dix-septième siècle pour voir avec Malpighi, puis avec Brünner, Spallanzani et d'autres encore, l'application de ce précieux instrument à l'étude des tissus animaux.

La chimie, qui, à l'heure actuelle, fournit tant de ressources, s'enlisait à ce moment dans les théories alchimistes et végétait depuis les découvertes de Paracelse et de van Helmont. Ce n'est qu'avec Lavoisier et Léméry qu'apparaît véritablement un esprit scientifique nouveau, capable de simplifier les formules et de faire rejeter les nombreuses recettes inutiles alors si réputées. La découverte de médicaments chimiques, dont l'action thérapeutique est très sensiblement calculée, dirigeait peu à peu les Apothicaires dans des voies nouvelles, et les vieilles théories, si en faveur autrefois, tombaient progressivement dans le discrédit à mesure que Bichat, Claude Bernard et bien d'autres étudiaient et définissaient le rôle et les fonctions des divers organes. Plus tard, les méthodes de diagnostic se précisaient avec Corvisart et Laënnec, et, au début du dix-neuvième siècle, la découverte des Alcaloïdes permettait aux praticiens d'isoler peu à peu les principes actifs des plantes. Plus récemment, les découvertes de Pasteur venaient enrichir la thérapeutique de méthodes absolument nouvelles (sérothérapie, vaccinothérapie), et l'étude des produits physiologiques et des différents rôles des glandes dans l'organisme amenait, à la suite de Brown-Séquard, les médecins à prescrire des médicaments nouveaux qui constituent aujourd'hui les nombreux produits opothérapiques.

De ces constatations rapides, il nous sera permis de conclure que l'arsenal thérapeutique, si riche de nos jours, ne s'est formé que peu à peu, grâce aux progrès scientifiques réalisés surtout après le dix-septième siècle. Mais il n'en faudrait pas cependant déduire que tous les médicaments de cette époque ont été modifiés totalement et d'une façon uniforme par cette transformation scientifique. Si nous pouvons voir, en effet, avec le temps certains médicaments cités au cours de notre étude disparaître complètement de la pharmacopée, nous pouvons en voir d'autres évoluer d'une façon progressive et quelques-uns, jusqu'alors peu connus, prendre une place prépondérante et définitive dans la thérapeutique.

Tous les médicaments cités au cours des précédents chapitres appartiennent évidemment aux trois règnes de la nature. Le règne minéral, que Paracelse a mis en honneur, fournit de nombreux produits comme le mercure, l'arsenic, le fer, le cuivre, l'antimoine, les métaux précieux. Les animaux, morts ou vifs, se voient attribuer des propriétés merveilleuses : les anguilles et les vipères, les araignées et les fourmis sont la base de recettes réputées, inattendues et bizarres. Mais c'est assurément le règne végétal qui offre le plus de ressources : c'est lui qui fournit les stimulants, comme le thé, le café, le tabac, le quinquina ; les narcotiques, comme l'opium et la jusquiame ; de nombreux purgatifs, parmi lesquels figurent la scammonée, le jalap, le séné, l'ellébore, la casse ; les vomitifs, comme l'ipéca. C'est des végétaux que l'on retire les huiles, bases des liniments, les essences aromatiques et les baumes précieux des onguents. On les utilise sous des formes variées : en décoctions, infusions et tisanes, lavements et cataplasmes, liqueurs et pilules.

Mais de ces nombreux remèdes, il en est d'oubliés : les uns ont disparu parce que leur composition est resté rigoureusement secrète et que ceux qui les avaient fabriqués et vendus ont emporté avec eux la formule mystérieuse ; d'autres ont cessé d'être appliquées parce que les noms dont ils sont ornés déguisent les produits dont ils sont formés. C'est à ces deux catégories qu'il convient de rapporter tous ces « sirops spécifiques, poudre cordiale, baume infaillible, vins composés, grains, liqueurs, extraits balsamiques » et tous ces remèdes que nous avons cité qui « dépurent, prolongent la jeunesse, guérissent les douleurs et les rhumatismes », comme le « sirop de Violet, l'eau de Jouvence, l'hydromel de Rosée, le sel Polychreste de frère Ange... » Ce sont là, en un mot, les remèdes véritablement *secrets.*

Il en est d'autres dont la composition tenue moins jalousement secrète n'a pu éviter cependant qu'ils tombent complètement dans l'oubli : ce sont ceux dont la vogue imméritée ne se comprend aujourd'hui que si on se rappelle que bien souvent la fortune d'un produit n'est faite que de sa nouveauté ou qu'elle n'est basée, au contraire, que sur des propriétés attribuées à tort par une longue réputation mal fondée ; c'est parmi ces remèdes qu'on qualifie encore communément aujourd'hui de « formules de sorcières » ou « recettes de bonnes femmes » qu'il faut classer tous ces remèdes

bizarres dans la composition desquels rentre de la peau
d'anguille, de la chair de vipère ou des cendres d'arai-
gnée.

D'autres remèdes, enfin, ont été rapidement aban-
donnés parce qu'après plusieurs essais malheureux,
leurs auteurs n'avaient réussi qu'à démontrer combien
leur application était funeste ; c'est ainsi que nous avons
pu mentionner les effets désastreux des poudres purgatives de l'abbé Beaupré, de l'eau minérale de Fillesac
et des nombreux remèdes de Barré, de Pourret, de
Treffel, de tous ces imposteurs effrontés qui n'étaient
arrêtés dans leur hardi commerce que par la mort de
leurs clients ou parfois même par leur propre trépas
causé par les produits qu'ils avaient tant vantés.

A côté de ces remèdes aujourd'hui totalement oubliés,
il en est d'autres qui, après avoir joui d'une réputation
absolument étonnante, sont eux aussi peu à peu tombés
dans un demi-oubli.

C'est ainsi, par exemple, que le tabac que nous avons
vu dans nos récits, utilisé en lavements et en infusions
a dû peu à peu être abandonné, sous cette forme d'application, à cause des effets nocifs qui lui ont été reconnus
dans la pratique. De même, le gaïac si fréquemment
employé autrefois, n'est utilisé aujourd'hui qu'assez
rarement sous forme d'extrait ou de teinture. L'antimoine, après les luttes âpres et passionnées auxquelles
il a donné lieu, devient d'un usage moins fréquent.
L'Elixir de longue Vie, bien que conservé encore au
Codex, a disparu presque complètement de la pratique.
L'eau de Rabel n'est de même que rarement utilisée
aujourd'hui comme tonique et astringente et ne sert
plus guère que de dissolvant pour la quinine.

Nous pourrions encore citer la poudre Cornachine,

formée d'un mélange à parties égales de soufre, de bitartrate de potasse, d'antimoine, diaphorétique lavé, qui, administrée pendant longtemps comme purgative, n'est plus employée de nos jours.

Nous avons signalé, précédemment, la vogue extraordinaire dont jouissaient, au dix-septième siècle, depuis les alchimistes, l'or et les métaux précieux. Helvétius avait pu, en dissolvant l'or à l'aide de l'eau régale, fabriquer une liqueur et penser avoir trouvé ainsi le remède à tous les maux. Si actuellement cette illusion trop facile est abandonnée, ne voyons-nous pas cependant appliquer, sous forme d'ampoules en injections hypodermiques, l'or, l'argent, le platine et toute la série des métaux rares colloïdaux dans toutes les infections locales ou généralisées ?

Le sulfate de zinc a perdu avec le temps la propriété merveilleuse de la « Poudre de sympathie » et est tombé, petit à petit, au rang des vulgaires antiseptiques utilisés en injections ou en collyres.

Nous ne rappellerons pas de nouveau ici de quel prestige jouissaient les remèdes fameux comme la thériaque et l'orviétan et à quelles cérémonies solennelles leur préparation donnait lieu. Nous les avons vu cependant subir des modifications multiples et diverses, puis des simplifications de formule de plus en plus imposantes, et disparaître de nos pharmacopées d'abord, puis de la thérapeutique pratique.

Et si aujourd'hui, les praticiens sont bien peu nombreux qui prescrivent la thériaque, combien sont-ils pour ordonner l'orviétan ? Seuls, des vases de porcelaine à décorations très souvent curieuses, rappellent, dans les vieilles officines ou parfois même dans les musées, le nom de ces préparations fameuses d'autrefois.

Les méthodes de guérir, elles-mêmes peu à peu se transforment ou deviennent de pratique moins courantes. Le temps n'est plus où il fallait en toute occasion : « *Primo, purgare; secundo, saignare; tertio, clysterium donare.* » Si les purgations sont encore en usage fréquent, les clystères sont d'une pratique moins journalière et la saignée est devenue de nos jours tout à fait rare.

Nous avons pu enfin signaler, au cours de cette étude, d'autres médicaments qui, très réputés au dix-septième siècle, ont subsisté de nos jours dans leur forme primitive et qui conservent encore la même vogue qu'autrefois.

L'arrêt du Parlement du 23 juillet 1748, en prescrivant pour la première fois, la publication d'une pharmacopée officielle, mise en harmonie dans ses éditions successives avec le progrès de la science, condamnait, comme nous l'avons vu plus haut, à un complet oubli les médicaments qui avaient été adoptés tout d'abord avec une confiance aveugle et qui avaient été jugés ensuite, par la pratique, absolument inefficaces. Mais, en même temps, cet arrêt rendait désormais et pour ainsi dire, officielle l'application de remèdes dont la valeur se révélait à mesure que leur usage devenait plus courant ou que leurs propriétés, mieux étudiées et définies, leur donnaient une place de plus en plus prépondérante en thérapeutique.

Or, parmi ces médicaments, un très grand nombre, il est aisé de le reconnaître, étaient tirés du règne végétal, ce qui permettait à la science en les faisant passer progressivement de la végétation sauvage à la culture méthodique, d'en conserver et même parfois d'en améliorer les propriétés et la production.

C'est ainsi que la Rhubarbe a été de plus en plus utilisée à mesure que les communications entre l'Asie et l'Europe se faisaient plus nombreuses, et que les espèces en étaient mieux étudiées et choisies. Son usage s'est répandu sous forme d'infusion, de teinture, de poudre, et le Codex, après l'avoir fait rentrer dans la composition de l'*Electuaire catholicum*, le mentionne encore aujourd'hui parmi les médicaments qui servent à la préparation du *Sirop de chicorée* composé de l'*Elixir de longue-vie*, des *pilules Ante-cibum*.

Le Séné, revient plus que jamais en honneur et est inscrit encore au dernier Codex pour la préparation de l'*Apozème purgatif*, du *Sirop Desessartz*, de la *Poudre laxative*.

La Scammonée à son tour rentre avec le Jalap dans la composition de l'*Eau-de-vie allemande*.

La Casse, bien que d'usage moins fréquent, est cependant encore utilisée sous forme d'extrait, de conserve ou de pulpe.

Le Thym, la Fleur d'oranger, les Essences végétales et aromatiques, provenant de fleurs ou de plantes dont on a intensifié les cultures, sont aujourd'hui d'un usage quotidien.

L'Ipéca, qui commençait à peine, au dix-septième siècle, d'arriver du Brésil, a vu sa culture introduite, vers le milieu du dix-neuvième siècle dans les Indes anglaises, où sa production atteint annuellement plusieurs tonnes, et a supplanté peu à peu l'usage du tartre stibié. Le Codex actuel le fait entrer dans la composition de la *Poudre de Dower* et du *Sirop de Desessartz*.

Le quinquina dont le secret, comme nous l'avons rappelé fut arraché à prix d'or par Louis XIV à Talbot, a été, après les recherches de la Condamine et de Jussieu, cultivé dans des exploitations immenses, et a permis à Pelletier et Caventou, de doter la pharmacopée actuelle d'un alcaloïde des plus importants.

La culture du Pavot s'est propagée également de plus en plus, dans toutes les régions chaudes et jusqu'en Europe, et les Alcaloïdes précieux de l'Opium, comme la Morphine, la Codéine... sont, à l'heure actuelle, la base de nombreux médicaments officinaux ou magistraux. L'Opium lui-même, sous forme d'extrait ou de poudre, sert à la préparation du *Laudanum de Sydenham*, et de celui de *Rousseau*, de l'*Elixir parégorique*, des *Sirops thébaïque et diacode*, de la *Poudre de Dower*, des *Gouttes noires anglaises*.

Certaines préparations d'autrefois sont d'ailleurs devenues officinales et conservent encore aujourd'hui, mais parfois sous des noms différents, leur forme primitive : c'est ainsi, par exemple, que le Codex de 1908 mentionne encore l'*Elixir de longue-Vie* (Teinture d'aloès composée), l'*Eau de Rabel* (Acide sulfurique alcoolisé), le *Baume Tranquille* (Huile de jusquiame composée), le *Baume de Fioraventi* (Alcoolat de térébenthine composé) et l'*Elixir de Garus*, qui sert à préparer l'*Elixir de Terpine* du Codex. Tous ces médicaments sont encore d'usage assez fréquent.

D'autre part, les progrès de la Chimie ont permis à des drogues minérales, regardées autrefois par beaucoup comme inefficaces ou douteux (tel le Mercure ou l'Arsenic), de fournir des médicaments de formes nouvelles dont nul aujourd'hui ne cherche à contester la valeur.

Ainsi, à mesure que la science progresse, que les méthodes se modifient ou que les théories scientifiques nouvelles se font jour les médicaments eux-mêmes se développent, se transforment ou disparaissent dans l'oubli.

Il ne peut guère en être autrement. Toute méthode nouvelle appliquée à l'art de guérir, parce qu'elle repose, du moins en partie sur l'expérience, renferme presque toujours une part de vérité et une part d'erreur. La part de vérité est déterminée par la science ; l'erreur provient bien souvent d'observations trop hâtives ou mal étudiées, et ce n'est qu'après de longues années qu'il est possible de déterminer exactement la part de l'une et de l'autre.

C'est pour ces raisons que du dix-septième siècle, époque où il était si difficile de reconnaître à travers l'amoncellement extraordinaire de médicaments inefficaces, ceux qui étaient pourvus vraiment de propriétés actives, le temps n'a pas laissé tout perdre et qu'il nous reste de cette époque d'assez nombreux médicaments précieux.

Quant aux autres, ceux que nous avons pu appeler les « vrais remèdes charlatanesques », ils ont disparu complètement, sinon de toutes les mémoires, du moins, ce qui vaut mieux, des formulaires récents de thérapeutique et de pharmacologie.

Cela ne veut pas dire qu'il n'existe plus de nos jours, aucun remède de ce genre ; et après avoir lu quotidiennement dans les journaux le récit des propriétés merveilleuses des médicaments nouveaux ou après avoir entendu sur les places publiques les boniments de nos charlatans modernes, on pourrait presque s'étonner qu'il soit encore possible de mourir ! Et c'est pourquoi le public accourt en foule pour essayer la cure merveilleuse. C'est que, quoique l'on fasse, chacun de nous conserve au fond du cœur, la secrète illusion que peut-être un jour le remède universel sera trouvé, qui guérira tous les maux et qui pourra, sinon prolonger indéfiniment la vie, du moins permettre de conserver le plus longtemps possible la jeunesse et la santé.

PIÈCES JUSTIFICATIVES

Remèdes Barbereau

PROSPECTUS ABRÉGÉ

Mes remèdes sont de 2 sortes : Les uns consistent en certaines poudres insipides lesquelles prises en très petite doze produisent sans aucune violence de effets tout à fait étonnants.

L'autre sorte ne paroit au sens que de l'eau commune parce qu'elle est entirement transparente et insipide, et n'a aucune qualitez sensibles que celles que l'on remarque dans de l'eau de fontaine ou de rivière ; aussi n'est-ce que cette mesme eau, mais qui est devenue médicinale pour y avoir mis tremper fort peu de temps une petite pierre artificielle de ma composition. Ayant mis une fois cette sorte de pierre dans un vaisseau plein d'eau, il n'y a qu'à le remplir à chaque fois qu'on en tire, et la dernière eau acquiert la mesme vertu que la première, si bien qu'on entretient par là une fontaine médicinale ou une source perpétuelle de santé que chacun peut avoir dans sa famille pour l'employer dans tous ses besoins.

[Suit la même énumération des cures merveilleuses que dans l'Esprit universel].

Les Remèdes souverains et incomparables, heureusement découverts et employez avec succès dans la guérison prompte et facile d'un grand nombre de maladies et mesme des plus fâcheuses et désespérées par Monsieur BARBEREAU, Conseiller et Médecin Ordinaire du Roy.

Remèdes Barbereau

Extraits de son Livre de Propagande
L'ESPRIT UNIVERSEL ou le PRINCIPE DES GRANDS REMÈDES
PAR LE SIEUR BARBEREAU,
MÉDECIN SPAGIRIQUE ORDINAIRE DU ROY

L'Esprit Universel ou *le Principe des Grands Remèdes Souverains et incomparables* pour la guérison des maladies les plus inconnues et désespérées, nouvellement inventez et découverts par le Sieur BARBEREAU, *Médecin Spagirique ordinaire du Roy,* et pratiqués avec de merveilleux succès sur une multitude de personnes.

Très salutaires pour la conservation de la santé, surprenant pour la prompte guérison des playes, blessures, émorragies, pertes et flux de sang sans linge ny emplastre.

Et l'usage secret qui rend les eaües incorruptibles et en oste les mauvaises qualitez et les rend médicinales par le moyen d'une fontaine perpétuelle ou abisme de vertus que chacun peut avoir en sa famille comme un immeuble pour jamais, pourveu qu'à mesure que l'on en oste, l'on aye soin de la remplir, pour guérir les maladies suivantes en attendant de plus grandes fontaines et pour tel nombre de personnes que l'on désirera, mesme pour en secourir des villes entières, en cas de maladies générales et dans les couvents, communautez, armées, hospitaux, hôtels et familles.

Il en sera aussi pour les voyageurs tant par mer que par terr- et des petites pierres qui auront cette mesme vertu qu'ils poure ront porter sur eux et des pilules pour la campagne.

Tous véritables pauvres et infirmes peuvent venir librement en user gratis chez moy, rue de Perpignan, proche N. D., que soit depuis six, jusques à sept heures et demye et de dix à onze heures du matin, et depuis quatre jusques à cinq heures et demye du soir en hyver et en esté.

. . . .

Je n'ay pu dénier à mes amis et aux infirmes de donner au public le petit narré des Cures admirables faites par les remèdes dont les enfans, les femmes enceintes, les malades, ceux qui sont en pleine santé peuvent user sans aucun dégoût et à toute heure mesme aux repas.

Ceux qui font profession des armes ou autres peuvent se servir de la poudre et des pilules du secret que j'ay trouvé pour les promptes et surprenantes guérisons des playes, émorragies, pertes, flux de sang, maladies contagieuses, et tous venins que le lecteur pourra vérifier et conoistre tant par les actes autentiques et témoignages suivants, de quantités de personnes les plus eminètes du Royaume, qu'autres dénommées aux Chapitres séparez des guérisons de chacune maladie qui composent cet abrégé.

Colliques néphrétiques, pierres, gravelles sans tailler et autres colliques, maux de reins et difficultez d'urine.

Hydropisies formées et autres maladies de mesme nature.

Asthsmes ou difficulté de respirer, Les petites Verolles et Rougeolles et corruptions tant internes qu'externes. Epilepties, maux caducs, vertiges, vapeurs, convulsions, maux de matrice et retentions de purgations, en quelle manière qu'elles puissent estre.

L'eau oste les rougeurs du visage et tempère le foye

Hémorroïdes tant internes qu'externes.

Maux d'estomach et de poitrine.

Fluxions et Cathares.

Rheumatismes.

Migraines, Apoplexies.

Paralisies, Létargies.

Fièvres quotidiennes, quartes, contagieuses et autres.

Escrouelles, d'artres, cancers, herpès et autres semblables.

Lèpres et maux vénériens, gouttes, podagres et chirarges.

La poudre pour la guérison en un instant des playes, en arrestant le sang, et la playe se refermant sans linge ni emplastre, et pour les émorragies, pertes et flux de sang et vieilles playes et ulcères.

. . . .

Ensuivent les espreuves et approbations des cures et guarisons surprenantes cy-dessus.

[Quelques exemples] :

Cure de colliques néphrétiques

Monsieur du Tillet, Seigneur de Goix et autres lieux, Conseiller du Roy en sa grande chambre du Parlement de Paris, estant affligé de longues années, des maux de colliques néphrétiques, pierreuses, qui lui causoient des douleurs insupportables, difficultez d'uriner et le retenoient au lict, les médicaments ordinaires ne lui ayant de rien servy, en a esté gueri par l'usage de l'eau d'une fontaine perpétuelle de mon secret, de laquelle on peut boire le matin à jeun, ou dedans et après les repas, mesme dans le vin, estant cette eau insipide et sans autre gout que la commune, et mon dit sieur du Tillet en use quelquefois depuis six à sept ans, pour la conservation de sa santé, et a baillé son certificat de lacdite cure dès le 30ᵉ jour de May 1663.

Signé . Jean DU TILLET DE GOIX.

. . . .

Autre cure de coliques néphrétiques

Madame Desmarets, sœur de Monsieur Colbert, Ministre d'Etat, espouse de Monsieur Desmarets, conseiller du Roy en ses conseils, président, trésorier de France en la généralité de Soissons, estant à Paris en sa maison, proche la poste de Richelieu, malade à l'extrémité de cette collique et comme abandonnée au mois de Février 1666, en fut délivrée ayant pris un peu de ce remède que je luy donnay, et ce, en moins d'une heure et demye ou environ.

. . . .

Des cures asthmatiques, hydropiques et des plus gros et enfley, abandonnez et apparemment incurables, et des vapeurs, convultions, pasles couleurs et maux de matrice.

Le Sieur Nyon, Maistre du logis, où pend pour enseigne la ville de Gisors, rue Montorgueil, aagé de 50 à 60 ans, asthmatique de long-temps, fut parfaitement guery en moins de 24 heures, par quelques verres de cette eau comme fut Agnès Clément sa servante, des pasles couleurs, vapeurs, rétentions des ordinaires, et nombre de voisins et de voisines à diverses maladies le tout certifié par acte public, passé devant Roussel et son compagnon, notaires au Chastelet de Paris, le 1ᵉʳ jour de Juin 1661, lequel fait mention de la cure suivante de l'un des dits voisins qui estoit hydropique, dès il y avoit 18 mois, abandonné à la mort, et sans espérance de guérison.

. . . .

L'hydropique en question est un Jean Ferré fils de Jean Ferré et de Magdeleine de Leu, sa mère, rue Montorgueil.

. . . .

Cure d'une fièvre quarte, longue et invétérée

Monsieur de Pommereuil, gentilhomme, demeurant à Mantes, ayant pris une seule fois de cette poudre et de l'eau en a esté guary ainsi qu'il appert par son certificat passé par devant Bezançon, notaire à Mante, le . . . . jour de 1664.

. . . .

Des Cancers

Enfin celui qui pourra trouver un remède, ou peu de poudre comme celle que j'ay, propre pour la guérison des cancers ou herpés, pour faire prendre avec un peu d'eau commune, par la bouche à ceux ou celles qui auront quelque cancer, tel qu'il soit, en peu de temps ils sentiront quelques picottemens en dedans accompagnez ensuite de quelques vomissements, flux de ventre, et d'urines, pourront moyennant l'aide de Dieu espérer, ayant un peu de patience et de temps, une parfaite guérison en usant quelquefois des Eauës de mon secret, le tout sans incision, emplastre, ni toucher au dehors, sinon de simple linge blanc de lexive dessus, l'espreuve en est faite depuis Pâques dernier.

J'exhorte tous ceux qui se sont servis de remèdes innocents, que ceux qui s'en serviront, d'avoir recours, et de rendre souvent grâces au Tout Puissant, Dieu, Père, Fils et Saint Esprit, auquel soit gloire et honneur à jamais.

FIN

Bib. Nat. Te [131] 125.

Première Notice sur l'Eau Caretto

Le Souverain a donné la science aux hommes pour estre honoré en ses merveilles : Celuy qui guérit par telles choses, adoucira la douleur. Ecclésiastique, ch. 38, V. 4 et 5.

A Paris, faux bourg Saint Germain des Prez, Paroisse Saint-Sulpice, grande rue de Sène, vis à vis le clocher des Petites Maisons, en l'hôtel du sieur Leroy, appartenant à présent à l'hôpital général occupé par le Seigneur Nicolas Cevoli, Marquis del Carretto ; au 3me appartement demeurent les sieurs Lasalle, Riccabon et autres associez ; lesquels ayant en leur possession les illustres remèdes du dit sieur Marquis del Carretto, par convention passée entre eux, ils font sçavoir qu'ils commencent à distribuer les dits remèdes à tous ceux qui en voudront avoir le 1er jour du prochain mois de Juin 1696.

Et afin que personne ne puisse douter de la fidélité et ingénuité des remèdes qui seront par eux distribuez, le dit Seigneur Marquis del Carretto a bien voulu leur permettre de débiter les mesmes remèdes chez luy pour en répondre lui-même en son propre et privé nom à ceux qui en souhaiteront.

Sur quoy ils entreprennent à des conditions et des conventions fort avantageuses pour les malades, même de ne rien prétendre et de tout perdre en cas de non guérison, toutes sortes de maladies croniques et habituelles que le dit Sieur Marquis del Caretto aura jugé guérissables et en particulier à l'égard des maladies cy après nommées.

[Suit le livre de toutes les maladies connues.]

. . . .

Pour toutes et chacune des susdites maladies, et maladies chroniques, les dits Sieur Lasalle, Ricaubon et autres associez les entreprendront à des conditions et des conventions fort raisonnables et même à telle condition que les malades souhaiteront pour s'assurer de leur certaine guérison.

Pour ce qui regarde les autres maladies survenantes épidémiques, chaudes, malignes, et violentes où bien souvent l'on aura recours à eux trop tard, et où le plus souvent la médecine ne scauroit former aucun pronostique assuré que sur les jours critiques et decretones; ils déclarent que ceux qui auront recours à eux, seront obligés de leur payer les remèdes qu'ils fourniront et qu'ils ne fourniront point sans en recevoir le prix.

Le 1er remède dont ils débiteront, est un remède auquel le Marquis del Caretto n'a jamais voulu donner d'autre nom que de son Grand Remède ou de l'Eau de son puits : c'est une petite fumée tirée du seul agent phisique, extrait d'un véritable et unique mercure rescuscité du ténébreux Royaume de Saturne, exalté jusqu'à la première roue philosophique, et non point jusqu'à la troisième comme beaucoup l'ont voulu croire, sans considérer que s'il estoit arrivé jusques-là qui est l'extrême période de l'art, il feroit des effets et plus prompts et plus efficaces qu'il ne fait à présent. Ce remède pris dans des liqueurs convenables, non seulement il guérit toutes sortes de maladies, mais aussi il préserve de toutes sortes de maux : conserve la jeunesse et la vigueur, et retarde la vieillesse et la mort jusques au terme présent, par le Maître de la vie et de la mort. Le prix de ce Remède sans prix sera de 100 livres le gros.

Et les trois gros formeront une des bouteilles desquelles le sieur Marquis del Caretto a donné une si grande quantité qu'il s'est quasi réduit à la mendicité, et nous pouvons assurer que l'invention de ce remède a coûté au sieur Marquis del Caretto plus de 100 pistoles le gros.

La dite bouteille de trois gros sert pendant un mois, et la dose ordinaire de ce remède est de 7 gouttes par jour : on le débitera par gros et par 1/2 gros, afin qu'un chacun en puisse avoir.

Le 2me remède est du même principe que le 1er à la réserve qu'il n'a point été exalté sur la 1re roue philosophique : c'est un remède certain pour purifier et renouveler toute la masse du sang, pour guérir promptement les verolez même réduits à la dernière extrémité, les lépreux, les abcès internes et toutes sortes d'ulcères et tous les vices de la peau.

On ne débitera ce remède qu'avec connoissance des maladies à cause qu'il n'est point universel ny indifférent.

Le 3ᵐᵉ est une eau cosmétique tirée par une différente fumée des mêmes principes, pour effacer tous les défauts du teint du visage, le conserver en un estat agréable et empêcher toutes sortes de rides.

L'on peut boire de cette eau même par pintes ; car bien loin qu'elle puisse nuire, elle ne peut que fortifier la santé ; elle sert pour s'en frotter le visage soir et matin.

Elle sera débitée à 50 livres, la livre poids de 12 onces.

Ils ne distribueront aucun remède mécanique à la réserve de 3 sçavoir :

1ᵉ L'Eau contre les vents, le mal d'estomach et la colique, et pour aider la digestion : elle sera débitée à une pistole et pour une bouteille d'un demi-septier.

2ᵒ L'Eau contre les vapeurs, vertiges et apoplexie : elle sera débitée à 20 livres une bouteille d'un demi-septier.

3ᵒ Les liqueurs nécessaires pour l'usage des 2 premiers remèdes physiques.

Et comme le marquis del Caretto n'a plus à cœur que la charité, le bien et le profit des pauvres, il a voulu obliger les dits Sieurs Lasalle, Riccabon et autres associez de traiter 6 pauvres malades chaque mois ; ce qu'ils executeront fort fidèlement : à condition que les dits pauvres seront obligez de leur apporter une attestation en bonne forme de leurs Curez, de leurs bonnes vies et mœurs, et de leur pauvreté ; et d'avoir quelque personne de piété qui leur fournira la nourriture nécessaire pendant le cours des remèdes.

Au reste comme le Sieur Marquis del Caretto a beaucoup de peine à se résoudre aux susdits traités et conventions qu'il a passées avec lesdits associez, il ne l'a fait que pour complaire à ses amis et pour exaucer les vœux de tant de personnes qui l'importunèrent depuis longtemps de rendre ces remèdes à l'usage d'un chacun sans se ruiner luy-même par une générosité bien souvent mal reconnüe. Il a voulu bien faire encore davantage, pour marquer le zèle qu'il a de se rendre utile et profitable à toute la République chrétienne ; car il a voulu se mettre en état non seulement de convaincre toutes les personnes ou éclairées par l'étude, ou doüées d'un bon sens naturel, que toute l'unique véritable et ancienne médecine ne consiste que dans l'unité de ce remède ; mais encore de leur faire comprendre la nature de cette unité, et comme l'on la doit comprendre.

Et afin de leur donner des lumières, et leur tracer les voyes et le chemin pour parvenir à cette unique et véritable médecine ; à cet effet, tous les lundis, à commencer le 1er Lundy du mois de juillet prochain, à 3 heures de relevée chez luy, il fera un entretien d'une 1/2 heure et il employera le reste jusques à 5 heures, pour entendre et répondre à ceux qui voudront raisonner, et pour instruire ceux qui le souhaiteront : et sera permis à toutes personnes ou d'étude, ou de qualité de s'y trouver, la porte leur sera ouverte en se faisant connaître.

. . . .

[Liste des 18 personnes de qualités guéries] par le 2me remède duquel on a parlé auparavant, qui n'approchait aucunement de la perfection du 1er dont on a parlé :

M. le Maréchal, duc de la Feuillade ;
M. le Duc de Cadrousse ;
Mme la Marquise de Nevet ;
M. le Comte du Bourg ;
M. le Marquis de Saint Haran le fils ;
Mlle de Meneton ;
M. le Maréchal de Bellefont ;
M. le Maréchal, duc d'Humiers ;
Mme la Duchesse de Bouillon ;
M. le Maréchal de Choiseüil ;
M. le Prince Cardinal de Furstemberg ;
Mme la Duchesse de Villars ;
M. le Comte de Comminge ;
M. le Marquis de Créquy ;
M. l'Abbé de Mesme ;
M. le Marquis de Chastelet ;
M. de Verfory.
     Je termine. . . . .

L'on ne parle point ici de 1000 autres malades que le sieur de Caretto a guéries avec le dit Remède, parce qu'ils n'étoient point abandonnez, ou parce qu'encore bien qu'ils fussent des malades ausquelles les autres avoient travaillé en vain, ce nonobstant ils n'étoient point en danger de la vie ni censez incurables.

Dieu n'a point fait la mort et ne se réjouit en la perdition des vivans, même il a créé toute chose pour estre, et a fait les Nations de tout le monde guérissables. Sapience . Ch. i . V. 13 et 14.

Deuxième Notice sur l'Eau Caretto

RÈGLE GÉNÉRALE ET DIVINE

Pour se servir des Médecins et des Remèdes lorsque l'on tombe malade

Lisez et Méditez

HONORE LE MÉDECIN pour la nécessité, car le Seigneur l'a créé ; car toute médecine est de Dieu, et recevra don du Roy. La discipline du Médecin exaltera son chef et sera loüé en la présence des grands. Le Souverain a créé les médicaments de la terre, et l'homme prudent ne les dédaignera point. L'Eau amère ne fut-elle pas faite douce par le bois ? La vertu d'iceux est pour la connoissance des hommes ; et le Souverain a donné la science aux hommes pour être honoré en ses merveilles : celuy qui guérit par telles choses il adoucira la douleur : et l'apothicaire fera des mixtions de douceur, et fera des onctions de santé, et ne seront point achevées ses œuvres ; car la paix de Dieu est sur la face de la Terre. Mon fils, ne te méprise point en la maladie, mais prie le Seigneur et il te guérira. Retire-toi du péché, et dresse les mains et nettoye ton cœur de tout vice. Donne la suavité et la mémoire de la fleur du froment et engraisse l'oblation, et donne lieu au médecin ; car aussi le Seigneur l'a créé et qu'il ne se départi d'avec toy, car ses œuvres sont nécessaires ; car il est tel que tu tomberas en leurs maux et iceux prieront le Seigneur qu'il adresse leur repos et santé pour leur conservation. (La vie et la conservation des médecinz doivent être bien saintes et irréprochables). Celuy qui offense contre celuy qui l'a fait tombera ès mains du Médecin. *Ecclésiastique. Chap. XXXVIII, du vers. 1 jusqu'au vers. 16 de la traduction de Louvain.*

Remarques sur se le (sic) premier remède, que l'on ne sçauroit jusqu'ici appeler d'autre nom que du grand remède *ou de* l'Eau du Puits du Marquis de Caretto, *distribué dans sa maison rüe de Sene, fauxbourg St Germain des Prez.*

1. — Ce remède est composé d'une seule et unique chose ; ce que l'on oblige de faire voir et de faire toucher avec les mains à tous ceux auxquels Dieu a fait la grâce de pénétrer dans le secret cabinet de la nature, et qui par une véritable étude, accompagnée d'un rude travail, sont arrivez à savoir cacher ce que l'on voit et à rendre manifeste ce que l'on ne voit pas : secret sans lequel

l'on ne sçauroit avoir aucun remède efficace, qui soit capable de conserver l'humide radical, de fortifier la nature dans ses principes, et de conserver la vie sans beaucoup d'incommoditez, jusqu'au terme présent par le Conservateur de toutes choses ; et sans lequel secret, pour éclairé que l'on soit, l'on ne sçauroit jamais parvenir à la connoissance de ce remède.

2. — Ce remède est tout à fait homogène et de la nature de l'humide radical, qui est l'unique délateur de la lumière de la vie de toutes choses. Il n'est aucunement déterminé ny spécifié, que pour rétablir ces humide *(sic)* et, en conséquence, pour fortifier et conforter la nature, et pour luy aider à combattre tout ce qui luy est à charge pour ne point estre de son homogénité ; pour clarifier toutes les fonctions et principes de la vie, et pour dissiper toutes les méchantes habitudes et impuretez qu'elle rencontre et qui sont à sa porte ; pour conserver sa jeunesse et pour retarder sa vieillesse.

3. — Pour cette même raison, il tient le sang dans un mouvement légitime et ne permet point que la circulation s'avance ou se retarde contre les règles naturelles. Il purifie toute la masse du sang, pour impure qu'elle puisse estre ; et en conséquence il préserve de toutes sortes de maux et en particulier des apoplexies, suffocations, étranglements, peste, et des maladies malignes, contractables, en prenant par l'espace de trente jours sept gouttes dans du bouillon, ou dans quelque tisanne ; et ensuite deux fois par semaine par l'espace de deux mois ; et une fois par semaine pour le reste de l'année.

4. — Par la même raison, il diminue l'humeur des goutteux ; et bien souvent lorsque la goutte est purement humorale, il l'a *(sic)* dérécine entièrement, toujours, il en éloigne et diminue les accès ; il empêche le nouement et luy défend de remonter, en faisant le même usage que nous venons de dire.

5. — Par la même raison il diminue beaucoup les accès des asmatiques et guérit ceux dont l'âme n'est point invétérée : il préserve de la ptisie et hétisie, et ceux qui ont des poitrines foibles, étroites ou qui ont quelques dispositions à devenir hétiques ou ptisiques en faisant le même usage que nous venons de dire.

6. — Ce remède ne ressuscite pas les morts ; il ne rend point immortel, il ne refait point les parties du corps altérées dans leur substance, il ne guérit point le plus souvent ceux qui sont réduits au dernier période de la vie ou que la nature n'agit plus en eux : car ce remède n'agit que de concert avec la nature ; il la réveille lorsqu'elle n'est qu'assoupie ; il l'aide lorsqu'elle n'est que foible ; il l'oblige à repousser vigoureusement les enne-

mis lorsqu'elle n'est pas tout à fait terrassée. Mais il est tout à fait inutile et vain lorsqu'elle n'agit plus ou qu'elle doit terminer ses fonctions par l'ordre de son créateur : car en un mot, il ne guérit que les maladies qui sont naturellement guérissables.

7. — Sans se départir de la sixième remarque, il guérit toutes sortes de maladies guérissables, sans en excepter aucune, mais en ce cas, il faut en premier lieu observer le régime de vie que demande la maladie dont le malade est atteint; en second lieu faut préparer le corps par les remèdes généraux et spécifiques selon le bon ordre de la médecine, et, selon les repletions, faire précéder les évacuations, et s'en servir comme d'un souverain spécifique pour dompter toutes sortes d'humeurs et de levains, pour opiniâtres qu'ils puissent être, pour soulager la nature et donner des forces aux malades : en troisième lieu, mettre sept gouttes dans toutes les purgations, que le médecin aura ordonné; en quatrième lieu, dans les spécifiques que la médecine aura jugés propres à la maladie de laquelle il s'agira, y en mettre sept gouttes deux fois par jour, et si la maladie presse beaucoup, jusques à trois ou quatre fois en vingt-quatre heures.

8. — Ce remède qui préserve presque de toutes sortes de maux, parce qu'il est homogène, et de la nature de l'humide radical et son véritable baume, parce qu'en combattant et détruisant tout ce qui n'est point de sa nature, il tient cet humide en équilibre avec la chaleur naturelle ; il consume toutes les humeurs étrangères ; il renouvelle toute la masse du sang et en règle mouvement et les circulations ; et enfin parce qu'estant de sa nature incorruptible et inaltérable, il faut que tous les levains cèdent à sa puissance· De même il guérit toutes sortes de maux, parce que dans sa nature homogène il conforte l'humidé radical ; il anime, réveille et fortifie toute la nature en se joignant aux spécifiques dans lesquels on le donne, il leur communique ce qu'ils n'avoient pas ; car, par son incorruptibilité et inaltérabilité, il les rend indomptables et insupérables aux levains et ferments qui rendent par leur indomptabilité la pluspart des maladies incurables et mortelles. Il seroit inutile d'en dire davantage sur ce chapitre, vû que toute la France a vû dans cette seule ville plus de cinq cents personnes, la plus grande partie encore vivantes, retirées à vive force de la mort par le sievr Marquis del Caretto, avec ce seul et unique remède donné avec des vehicules specificz pour chaque maladie.

9. — D'ordinaire l'on doit observer qu'en prenant ce remède l'estomach soit vuidé de boisson et de mangeaille, et que l'on doit estre deux heures ou une tout au moins après l'avoir pris sans

boire ni manger. Mais est aussi à remarquer qu'en le prenant autrement, ou en prenant une dose plus forte, il ne peut jamais nuire, ni produire aucun méchant effet.

10. — Il est à remarquer que ce remède estant homogène, il ne peut trop échauffer, ni trop raffraîchir, ni trop humecter, ni trop dessécher ayant en soy même, dans une juste proportion, les qualitez élémentaires bien équilibrées. Vérité que l'on fera voir et toucher à ceux qui voudront s'en donner la peine.

11. — Ce remède ne s'appliquant d'ordinaire qu'à fortifier la nature humaine, il ne produit le plus souvent aucun effet ni sensible, ni visible. Ce nonobstant, il arrive quelquefois qu'en trouvant des impuretez dans les premiers vaisseaux, la nature n'étant point ruinée, mais seulement accablée et assoupie et sans action par leur poids, il la réveille, la met en mouvement et en estat de se décharger, de se développer, et de se défendre, et pour lors l'on voit des effets visibles et sensibles, qui bien souvent surprennent et étonnent les assistants et font crier miracle.

12. — Jamais ce remède ne peut nuire, soit qu'on le prenne à des heures indües ou déréglées, soit qu'on le prenne à contre-temps ou saison que ce soit, soit que l'on en prenne une dose excessive, même une bouteille toute entière, soit que l'on le donne à des enfans à la mamelle, ou à des femmes grosses, ou dans le temps de leurs purgations lunaires, il produit toujours de bons effets même aux femmes en travail d'enfants; et bien souvent comme on l'a vu tant de fois, il fait revenir la parole aux mourants et prolonger la vie aux agonisans pour mettre ordre à leurs affaires.

L'on ne parle point du second remède, car l'on n'en donne qu'en connoissance de cause.

Mais les distributeurs desdits remèdes sont obligés de déclarer, que comme ils prétendent que la bonne foye et la charité triomphent dans cette affaire, aussi bien à leur égard qu'à l'égard de ceux qui auront affaire à eux, afin que personne ne puisse s'y tromper, ils déclarent : 1. Que les malades que le Seigneur Marquis del Caretto aura jugez non guérissables avec ses susdits remèdes, qu'ils ne les entreprendront point à des conventions ; et que si nonobstant on les oblige par des importunitez à donner desdits remèdes que l'on les payera aux prix établi par l'autre imprimé ; 2. Qu'ils ne feront point de conventions pour les maladies survenantes, épidémiques, chaudes, malignes, violentes ; mais seulement pour les maladies chroniques, habituelles et de longue-main ; car ils n'entendent ni en prétendent d'employer ou distribuer aucun autre remède, que les remèdes phisiques du dit

Seigneur marquis del Caretto; 3. Et que tous ceux avec lesquels ils n'auront point fait de convention ce sera une véritable marque qu'ils ne les auront point entrepris, et qu'autant en cas de mort que de vie, ils seront tenus de payer le remède au prix établi.

Pour ce qui regarde l'eau cosmétique qui est le véritable baume des visages, de la conservation de la beauté et de la jeunesse et du retardement des rides de la vieillesse et l'ecclisateur de tous les défauts du teint, elle est l'onction et la conservation véritable de l'humide radical.

Pour conserver l'éclat et la beauté du teint du visage, l'on s'en frotte au soir en se couchant deux ou trois fois par semaine, et le plus souvent est le meilleur : et au matin si l'on veut, l'on peut se laver le visage même avec de l'eau froide, l'on s'en frotte aussi le visage toutes les fois que l'on est obligé de s'exposer au soleil, ou au grand hâle ou air.

Pour effacer les vices du teint, faut s'en frotter au soir en se couchant, et au matin en se levant, et continuer de la sorte jusques à tant que le teint ait quitté toutes sortes de vices et ait recouvré une parfaite beauté.

Cette eau est tirée du premier remède : l'on peut en boire autant que l'on veut; au lieu de nuire, elle ne peut que faire du bien à la santé. Et enfin que personne ne croye s'estre trompée, les dits distributeurs déclarent que dans chaque bouteille d'un demy-septier, il y a que trois gouttes de cette eau tirée du dit remède, et que le reste de la bouteille ne sont que des eaux mécaniquement préparées.

L'eau contre les vents, le mal d'estomach, la colique, et pour aider la digestion est de l'invention d'Osvalde Crollie; c'est une essence mécaniquement distillée de dix-neuf sortes de graines par le moyen de l'essence de vin.

L'on en prend une ou deux cueillerées dans un verre d'eau après le dîner et le souper, ou lorsqu'on se sent des indigestions, ou des rapports, ou des douleurs dans le ventre ou dans l'estomach, lorsqu'on se trouve fort altéré ou échauffé pour avoir fait trop d'exercice, ou s'estre trop agité ou mis en colère.

L'eau contre les vapeurs, vertiges et apoplexies est de l'invention de Paracelse, tirée mécaniquement de l'essence de 63 sortes de simples, par une longue fermentation dans le vin de Canarie.

L'on en prend une demie-cueillerée toute pure pour se préserver le matin à jeun, ou dans du vin d'Espagne, ou quelque autre vin de liqueur.

Lorsque l'on se sent atteint de quelques uns desdits maux, l'on en prend une cueillerée toute pure, l'on s'en frotte la teste, les tempes et le visage, et l'on en tire par le nez.

Elle est admirable pour dénoüer la langue aux paralytiques qui l'ont noüée de récent, en la tenant et si souvent qu'ils pourront dans la bouche.

Elle fortifie à merveille les membres paralytiques en les frottant et en beuvant.

Elle réjouit le cerveau, rappelle et fortifie la mémoire en s'en frottant la teste en allant coucher, et préserve admirablement de tous débordemens du cerveau.

Ce sont tous les remèdes qui se distribuent chez le Seigneur Marquis del Caretto, rue de Sene, vis à vis le Clocher des Petites Maisons, par les sieurs Lasalle, Riccabon et autres, et avec lesquels ils exécuteront toutes les conventions qu'ils ont promises dans l'autre imprimé, regardant toutes les maladies vénériennes et toutes sortes de maladies chroniques.

Si tu écoutes la voix du Seigneur ton Dieu, et fais ce qui est droit devant luy, et obéis à ses commandemens, et gardes toutes ses ordonnances je ne feray point venir sur toy aucune telle langueur que j'ay mise en Egypte, car je suis le Seigneur ton Dieu qui te guérit. Exode, Chapitre 15, vers. 26.

(Bibliothèque Nationale, Te [154] 362).

La Poudre Incisive

Usages de la poudre incisive, fondante, tonique, pour la coqueluche, le catarrhe, l'asthme humoral, le rhume invétéré, les glandes, la pituite, le relachement de l'estomach et des entrailles :

Le simple énoncé des vertus de cette poudre indique les différents accidents où elle doit être employée.

La dose ordinaire pour les adultes est de deux prises, chacune de six grains : une le matin à jeun, en buvant par dessus une tasse de quelque infusion pectorale, édulcorée avec un peu de miel, ou simplement une tasse d'eau de miel ; la seconde prise cinq ou six heures après le dîné, en buvant pareillement par dessus une tasse de la même infusion. On peut, on doit même, pousser jusqu'à trois prises chaque jour si l'accident pour lequel on donne la poudre paroît opiniâtre. Dans ce cas, la première prise seroit placée le matin à jeun ; la deuxième une heure avant le dîné; la troisième à l'heure du soir indiquée. Pour les enfants, il ne faut donner que 1/2 dose; c'est-à-dire trois grains deux ou trois fois le jour. On peut délayer dans quelques cuillerées de boisson, ou bien on en fait un bol en l'incorporant avec un peu de miel. Mais afin que l'usage de ce bon remède soit efficace, voici des précautions et la méthode :

Dans les coqueluches, on ne doit l'administrer qu'après les remèdes généraux (vomitif et purgatif, saignées)...

Le succès de ce remède dans le catarrhe exige que les premiers accidents tels que l'oppression, le mouvement fébrile et l'irritation du poumon soient calmés par la diète, les lavements, par la saignée qui est souvent nécessaire dans les commencements. La poudre administrée ensuite dans les dispositions favorables, facilite très bien l'expectoration et détruit plus vite la principale cause du mal.

Dans l'asthme humoral et les rhumes invétérés, quand le poumon est surchargé d'une humeur épaisse et gluante, deux prises de la poudre et, s'il le faut, trois chaque jour, mettent bientôt en fonte cette humeur et en tarissent la source.

Lorsque les digestions sont lentes et imparfaites, il se fait un amas de pituites et de glaires que l'usage de la poudre, matin et soir, à l'heure même des repas détruit après un certain temps, pourvu qu'on ne fasse pas d'imprudence du côté du régime, que l'on soit très modéré sur la quantité d'aliments, et que l'on ait fait précéder la purgation.

Dans le cas où les femmes seroient incommodées par une abondance de fleurs blanches, l'usage journalier de deux prises de la poudre, à l'heure des repas, sera encore efficace; ayant la précaution de purger quelquefois.

(Bib. Nat., Te 151 1109).

BIBLIOGRAPHIE

1° *SOURCES*

a) **Manuscrits.**

Bibliothèque de la Faculté de médecine de Paris, manuscrits 755 à 763 (Commentaires de l'ancienne Faculté : Ms. 755 (t. IX), années 1597-1604 ; — 756 (X), 1604-1612 ; — 757 (XI), 1612-1622 ; — 758 (XII), 1622-1636 ; — 759 (XIII), 1636-1652 ; — 760 (XIV), 1652-1662 ; — 761 (XV), 1662-1672 ; — 762 (XVI), 1672-1690 ; — 763 (XVII), 1690-1711. — Tous ces tomes intéressant le xviiᵉ siècle sont inédits).

b) **Imprimés.**

La Grande Chirurgie de GUY DE CHAULIAC, médecin très fameux de l'Université de Montpellier, composée en l'an de gràce mil trois cent soixante-trois. Restituée par M. Laurens JOUBERT, ... Rouen, Du Petit Val, 1649, in-8°.

Satyre contre les charlatans et pseudo-médecins empiriques..... par M. Thomas SONNET DE COURVAL, docteur en médecine, gentilhomme Virois. Paris, Jean Milot, 1610, in-8°.

Le Souverain remède naturel du Sel de Sapience tiré de l'or par l'art spargerique, accompagné de la quintessence de la Flamme de Feu. Paris, Pierre Deshayes, 1619, in-8°.

(Bib. Nat. : Te 131 69.)

Traité de la conservation et de la prolongation de la santé, par M. François DE MOUGINOT, docteur en médecine, ... Paris, chez Bourdin et Périet, 1635, in-12.

(Bib. Nat. : Te 131 95.)

Paris-Burlesque : Les Filouteries du Pont-Neuf, Paris, éd. Dela-hays, 1657.

La Merveille du monde ou la médecine véritable nouvellement ressuscitée, par l'abbé Aubry, de Montpellier......Paris, Le Gentil, 1654, in-4°

(Bib. Nat. : Te [131] 109.)

Œuvres de Gabriel de Castaigne, docteur en théologie, con-seiller et aumônier du Roy, ... : 1° *Le Paradis terrestre;* 2° *Le Grand miracle de la nature métallique;* 3° *L'Or potable qui guérit tous les maux;* 4° *Le Thrésor philosophique de la médecine métal-lique*. Paris, chez Jean d'Hourry....., 1661, in-8°.

Les Remèdes souverains et incomparables, heureusement décou-verts et employez avec succès..... par M. Barbereau, médecin spagyrique ordinaire du Roy. (S. b. n. d.), [1669].

L'Esprit Universel ou Le Principe des grands Remèdes, par le sieur Barbereau, conseiller et médecin ordinaire du Roy. (S. b. n. d.), [1669], in-8°.

(Bib. Nat. : Te [151] 125.)

[Deux notices sur l'eau de Caretto], sans date, [168..], in-folio.
(Bib. Nat. : Te [131] 362.)

Mme Fouquet : *Recueil de remèdes faciles et domestiques*. Paris, E. Michallet, 1678, in-12.

Discours fait en une célèbre assemblée par le chevalier Digby, touchant la guérison des playes par la poudre de sympathie. Paris, Courbé, 1658, in-8°.

Nicolas de Blégny : *Le Remède anglois pour la guérison des fièvres*, publié par ordre du Roy. Paris, l'auteur et la Vve Pade-loup, 1682, in-12.

Propriétés de la véritable eau de la reine de Hongrie..... Paris, chez Daumont, 1684, in-8°.

(Bib. Nat. : Te [151] 386.)

Essais de médecine, où il est traité de l'histoire de la médecine et des médecins (chap. xvi), par J. Bernier, conseiller et mé-decin ordinaire de feüe Madame. Paris, Simon Langronne, 1689, in-4°.

Le Livre Commode des Adresses de Paris pour 1692, par Abraham du Pradel [Nicolas DE BLÉGNY], suivi d'appendices, précédé d'une introduction et annoté par Ed. FOURNIER. Paris, Paul Daffis, 1878, 2 vol. in-16.

DIONIS : *Cours d'opérations de chirurgie.* Paris, L. d'Hourry, 1707, in-8°.

CARRÈRE : *Bibliothèque littéraire, historique et critique de la médecine ancienne et moderne.* Paris, Ruault, 1776, 2 vol. in-4°.

Usages de la poudre nicive, fondante, tonique [sans date].

(Bib. Nat. : Te [151] 1109.)

Instructions particulières : Comment on doit se servir de l'hydromel de rosée..... [sans date].

Recueil de notices de TISSERAUT, sur son eau anti-hémorragique [sans date], in-8°.

(Bib. Nat. : Te [151] 390.)

Lettres de Madame DE SÉVIGNÉ.

2° OUVRAGES CRITIQUES

H. PHILIPPE : *Histoire des apothicaires.* Paris, Direction de publicité médicale, 1853, in-8°.

A.-P. FAUGÈRE : *Journal d'un voyage à Paris en 1657-1658.* Paris, éd. Villers, 1862, in-8°.

DECHAMBRE : *Dictionnaire des sciences médicales.* Paris, Masson, 1864-1889, in-8°.

CLÉMENT : *La Police sous Louis XIV.* Paris, Didier, 1866, in-8°.

FRANKLIN : *La Vie privée d'autrefois. Les Médicaments.* Paris, Plon Nourrit et Cie, 1891, in-8°

FRANKLIN : *La Vie privée d'autrefois. Les Médecins.* Paris, Plon Nourrit et Cie, 1892, in-8°.

CHEYLUD : *Histoire de la corporation des apothicaires de Bordeaux*. Bordeaux, A. Mollat, 1897, in-8°.

ANDRÉ-PONTIER : *Histoire de la pharmacie.* Paris, O. Doin, 1900, in-8°.

FUNCK-BRENTANO : *Le Drame des Poisons*, 2ᵉ édition. Paris, Hachette, 1902, in-8°.

FRANKLIN : *Dictionnaire historique des arts, métiers et professions exercées à Paris depuis le XIIIᵉ siècle.* Paris, H. Welter, 1906, Gr. in-8°.

Docteur CABANÈS : *Comment se soignaient nos pères. - Quelques remèdes secrets.* Paris, Maloine, 1905, in-8°.

E.-H. GUITARD : *Deux siècles de presse au service de la pharmacie, et cinquante ans de l'Union pharmaceutique*, 2ᵉ éd. Paris, Pharmacie Centrale de France, 1913, in-8°.

MONAL : *Les Apothicaires de Nancy au XVIIᵉ siècle.* Paris, Berger-Levrault, 1917, in-8°.

Dʳ P. DORVEAUX : *Historique de l'eau de la Reine de Hongrie.* (Premier Congrès de l'art de guérir. Anvers, 1920, *liber memorialis.*)

Docteur Henri LECLERC : *L'Eau de Rabel.* (*La Presse Médicale*, juin 1921.)

TABLE DES CHAPITRES

TABLE DES FIGURES

9 782329 179346